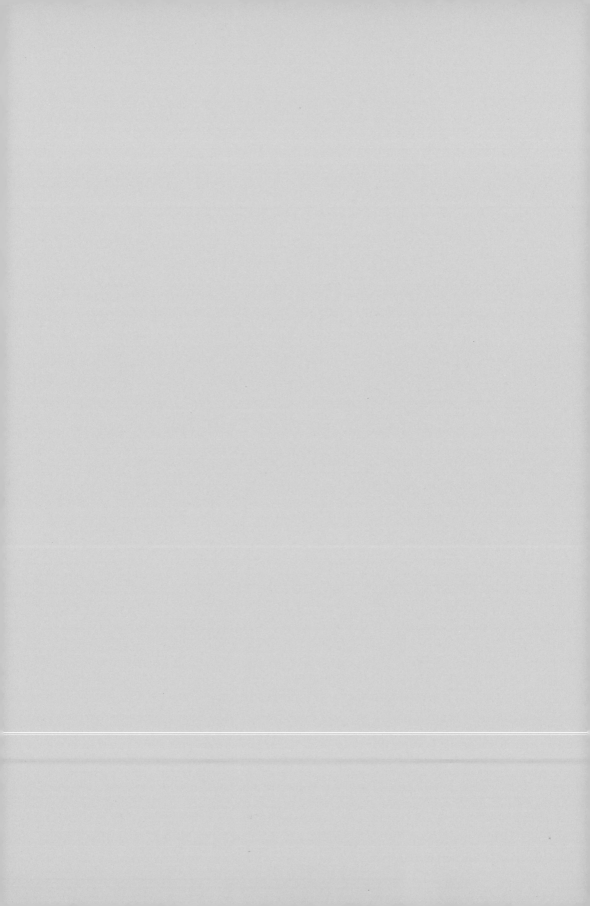

치아 읽어주는 남자 1

이 도서의 국립중앙도서관 출판예정도서목록(CIP)은 서지정보유통지원시스템 홈페이지 (http://seoji.nl.go.kr)와 국가자료종합목록 구축시스템(http://kolis-net.nl.go.kr)에서 이용하실 수 있습니다. (CIP제어번호 : CIP2019033823)

치아 읽어주는 남자 1

지혜

머릿말

2019년은 제가 치과의사로써 치과치료를 시작한 지 16년이 되는 해입니다. 치과 치료를 하면서 고민이 되는 순간들이 있습니다. 충치가 있는 치아를 마주할 때, 이 치아는 어떤 치료가 가장 적합할까? 라는 고민입니다. 레진으로 치료할 것인지, 인레이 치료를 할 것인지, 크라운으로 씌울 것인지라고 단순하게 생각할 수도 있습니다. 하지만 어떤 치료를 하느냐에 따라서 그 치아의 수명이 달라진다면 쉽게 결정을 할 수 있을까요?

치아의 수명을 숫자로 나눠보겠습니다. 즉 0을 매우 건강한 치아, 10을 빠지기 일보직전인 상태로 생각해본다면, 치아 상태를 최대한 0에 가깝게 만드는 것이 중요합니다. 하지만 약간 썩은 치아를 인레이로 치료한다면 이 치아의 수명지수는 5에 가까워지는 것입니다. 인레이로 치료해도 될 치아를 신경치료하고 크라운 치료를 했다면 수명지수는 8에 가까워지는 것입니다.

치아의 일생에서 치아는 여러 단계의 치료를 받게 됩니다.
불소 코팅, 치아 홈메우기, 레진치료, 인레이, 온레이, 크라운, 신경치료 후 크라운, 기둥을 포함한 크라운, 발치.

위의 단계에서 치아를 가장 잘 보존할 수 있는 예방치료는 불소 코팅과 치아 홈메우기입니다. 하지만 이렇게 관리를 하더라도 치아는 썩을 수 있습니다. 만약 치아가 썩었다면 빨리 치과에 가서 레진 치료를 받는 게 가장 좋습니다. 썩은 부분만 제거하고 치료가 가능하기 때문입니다. 치아를 가장 잘 보존할 수 있는 치료방법입니다.

하지만 레진치료에서 인레이로 넘어가야 할 순간! 이 때는 치아의 수명지수가 갑자기 커지는 때입니다. 치과의사로서 항상 고민이 되는 부분입니다.

이런 고민들과 함께 언제 어떤 치료를 하는 게 가장 최선인지, 어떤 경우에는 어떻게 하는 게 맞는지, 치아가 없을 땐 어떻게 하는 게 좋은지 등등 저에게 직접 오셔서 본인의 치아를 보여주셨던 많은 분들이 하셨던 질문에 대해 책으로 정리했습니다.

이 책은 치과의사 선생님들을 대상으로 쓴 게 아닙니다. 책 내용 중 어떤 내용에 대해 지적하실 수도 있습니다. 제가 쓴 내용은 교과서적인 내용이라기보다는 지난 16년간 임상 치료를 하면서 받았던 질문들과 제가 고민했던 부분을 쉽게 풀어쓴 것입니다. 최대한 전문용어는 사용하지 않으려 노력했습니다. 그리고 소아는 대부분 소아치과로 진료의뢰를 했기 때문에 이에 대한 내용은 없습니다.

이 책 안에 모든 내용을 담을 수는 없었지만 이 책을 통해 저를 이미 찾아오셨던 분들과 앞으로 저를 찾아오실 분들께 미약하게나마 치과적인 궁금증이 해결되는 계기가 되길 바랍니다.

1권은 세대별 궁금증에 대한 내용으로, 2권은 임플란트와 치아교정, 치아성형, 치아미백에 대한 내용으로 구성되어 있습니다.

초등학교 저학년

10대

20-30대

40대~

치주

외과

기타

치 과 속 이 야 기

초등학교
저학년

초등학교 입학을 하면 학교에서 매년 정기적으로 구강검진을 실시합니다. 치과 의사가 직접 학교로 찾아가서 검진을 하거나 학생이 치과에 직접 방문하기도 합니다.

실제 구강검진을 나가서 아이들의 치아 상태를 보면 학교마다 약간의 차이가 있습니다.

어떤 학교는 아이들의 구강 상태가 전체적으로 양호한 반면, 어떤 학교는 불량합니다. 부모님이 얼마나 아이들에게 신경을 써주느냐에 따라 달라지는 것 같습니다.

유치 때 관리를 잘하지 못해서 많이 썩었을 수 있지만, 유치는 유치일 뿐입니다. 더 중요한 치아는 평생 사용하는 영구치입니다. 제일 먼저 만나는 영구치는 첫 번째 큰 어금니인데, 이 때부터 정말 열심히 관리해야 합니다. 대개 유치원 다닐 때 맹출하는데, 칫솔질할 때 꼭 안쪽 깊숙하게 칫솔질을 해줘야 하고, 치아홈메우기는 필수입니다. 또한 치아에 칼슘과 불소를 공급해주는 것 역시 중요합니다.

부모님들의 손길 한 번이 아이들이 평생 사용하는 영구치의 수명을 결정할 수 있습니다.

1. 친구들은 유치가 빠졌는데,
우리 아이는 유치가 빠질 생각을 안해요

간혹 유치가 빠지지 않아서 영구치가 제대로 뼈 안에 있는지 걱정하면서 치과에 오는 부모님들이 계십니다. 아래 파노라마 엑스레이 사진은 만 7세, 8세, 9세, 11세의 실제 사진입니다. 어느 사진이 각 연령에 해당할까요?

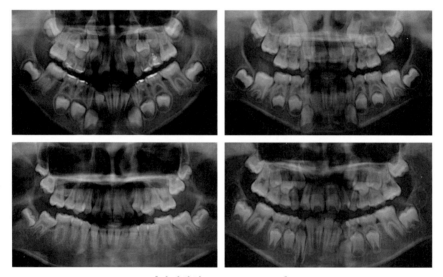

[시계방향으로 A, B, C, D]

A, B, C, D 순서대로 각 연령에 해당하는 엑스레이입니다. A는 분명히 아래 유전치(앞니 유치) 4개가 모두 빠진 상태이고, B는 유전치 2개가 아직 남아있는 상태임에도 불구하고 B가 1살 더 많은 아이의 파노라마 사진입니다.

그렇다면 다음의 사진은 몇 살로 생각해볼 수 있을까요?

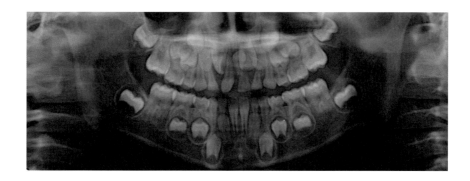

만 7세의 파노라마 사진입니다. A 사진과 비교해서 아래 유전치 4개 중 2개는 이미 빠지고 영구치가 맹출했습니다. B 사진과 유사해보이지만 1살 더 어립니다.

이렇게 아이들마다 치아의 맹출 시기는 다르지만 평균값은 존재합니다. 그렇다면 평균값과 비교할 때 어느 정도의 차이까지 정상일까요?

앞으로 1년 6개월, 뒤로 1년 6개월입니다. 초등학교 1학년에 입학하는 아이의 유치 앞니 2개가 빠져있다고 할 때, 유치원 입학하는 아이가 유치 앞니 2개가 빠져도 정상이고, 초등학교 2학년 아이의 유치 앞니가 이제 빠져도 정상인 것입니다.

tip. 유치는 빨리 빠지는 게 좋을까, 늦게 빠지는 게 좋을까?

유치가 늦게 빠지는 게 혹시 또래 다른 아이들에 비해 좀 뒤처지는 게 아닐까라는 걱정을 하는 경우가 있습니다. 하지만 인간에게 유치 이후 영구치가 있다는 건 너무 큰 축복입니다. 유치를 잘 관리하지 못해서 신경치료를 해야 하거나 심한 경우 영구치가 나오기 전에 발치를 해야 하는 경우도 있기 때문입니다. 유치 관리를 잘하지 못했더라도 영구치가 맹출하면 새해 계획을 다시 세우는 것처럼 관리를 열심히 하면 됩니다. 이런 관점에서 유치는 최대한 늦게 빠지는 게 좋겠죠? 7살 어린이보다는 초등학교 1학년이, 초등학교 1학년보다는 2학년이 본인의 치아를 스스로 좀 더 잘 관리할 수 있기 때문입니다.

2. 관리를 못해서 유구치(아이 어금니)가 미리 빠지면 꼭 해야 할 것.

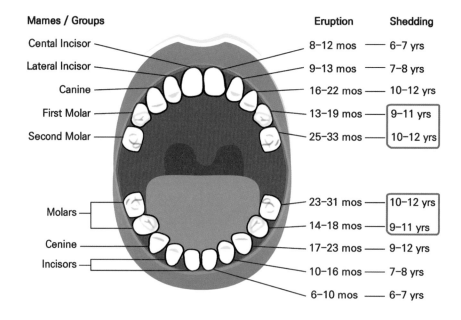

유치 중 어금니 두 개는 초등학교 4 ~ 6학년 사이에 빠지고, 그 자리에는 작은 어금니가 맹출합니다. 하지만 아이들 입장에서 유구치는 맨 안쪽에 있는 치아이고, 치아의 씹는 면에 홈이 많기 때문에 충치에 이환되는 경우가 많습니다. 또한 유치는 충치가 번지는 속도가 빠르고, 치아 표면에서 신경과의 거리가 짧기 때문에 충치를 인지했을 땐 이미 신경치료를 받아야 하는 경우도 많이 있습니다.

그래서 유구치가 썩은 경우 씌우는 치료를 많이 받습니다. 신경치료를 한 뒤 스테인레스 스틸 기성 크라운으로 이를 씌웁니다. 이렇게나마 늦더라도 유구치를 보존할 수 있는 치료를 받을 수 있다면 다행이지만, 이 시기를 놓쳐서 크라운 치료가 불가능한 경우도 있습니다. 충치가 뿌리까지 번져버렸다면 어떤 치료를 하더라도 금방 망가지기 때문입니다.

이 땐 어쩔 수 없이 뽑을 수 밖에 없습니다. 하지만 뽑고 그냥 놔두면 스스로 치아교정 세계의 문을 열고 들어가는 것입니다. 왜냐하면 치아는 뒤에서 앞으로 이동하려는 성질과 동시에 빈 공간으로 쓰러지는 경향이 있기 때문입니다.

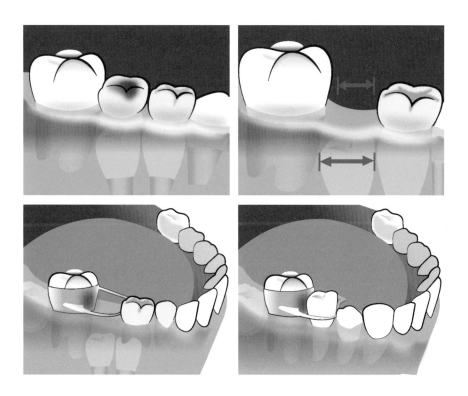

왼쪽에 있는 치아는 제1대구치입니다. 그리고 노란색의 치아가 유구치입니다. 만약 유구치 하나가 빠져야 할 시기 훨씬 전에 빠져버리고 방치하면 제1대구치가 앞으로 이동해서 유구치가 빠진 자리에 나야 할 작은 어금니 공간이 줄어들어 치아교정을 해야 하는 상황이 되어버립니다. 그래서 이를 방지하기 위해 유구치가 빠지면 꼭 공간유지장치를 해줘서 작은 어금니가 제 위치로 잘 맹출할 수 있도록 공간을 유지해줘야 합니다.

그리고 아래 사진처럼 공간유지장치를 한 뒤 영구치가 맹출하려고 하면 금속 선을 제거해주어 영구치가 맹출하는 데 방해를 해선 안됩니다.

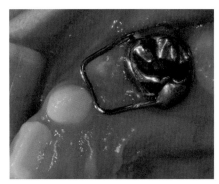 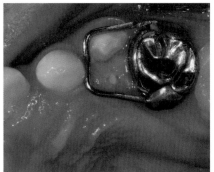

3. 아래 유치 앞니 안쪽에 하얀 치아가 잇몸을 뚫고 나오고 있어요!

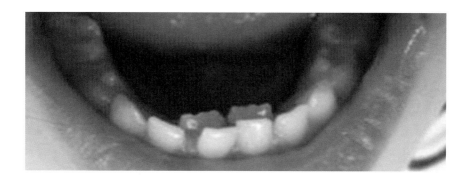

아이들이 유치원 또는 초등학교 입학 전후 시기에 입을 벌렸을 때 위와 같은 경우를 간혹 볼 수 있습니다. 부모님들은 치아가 이중으로 나고 있다고 화들짝 놀라며 치과로 갑니다.

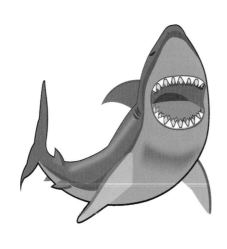

이렇게 아래 앞 쪽 영구치가 맹출하는 경우는 굉장히 흔합니다. 그래서 영어로는 상어 이빨을 닮았다고 해서 baby shark teeth라고도 합니다. 상어 이빨처럼 영구 전치가 맹출하는 이유는 영구치의 치배 위치 때문입니다. 어금니의 경우는 다음 장 그림처럼 유치 중앙 아래쪽에 치배가 위치하고, 영구치 뿌리가 길어지면서 유치의 뿌리를 흡수합니다.

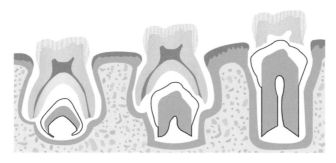

하지만 아래 앞니는 치배가 유전치 뿌리의 혀쪽에 위치를 합니다.

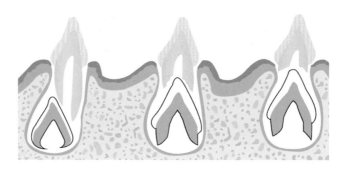

위 그림처럼 영구전치가 유전치의 중앙으로 올라오기도 하지만, 원래의 위치에서 바로 위쪽 방향으로 맹출하는 경우가 있습니다. 이 때 baby shark teeth 가 되는 것입니다.

아래 영구 전치가 혀 쪽으로 맹출하면 앞에 있는 유전치를 뽑아줘야 하는데, 이 땐 대부분의 다른 유치를 뽑는 것과는 다르게 충치치료를 할 때와 똑같이 마취를 해줘야 합니다. 유전치의 뿌리가 남아있기 때문입니다. 유전치를 뽑으면 그 다음엔 어떻게 해야 할까요?

영구전치가 혀 쪽으로 맹출했기 때문에 혀의 입장에서 보면 혀의 공간을 침범한 것입니다. 이 때문에 혀가 영구전치를 밀게 되고, 결과적으로 영구전치는 원래 있어야 할 공간으로 이동을 합니다. 즉, 영구전치가 혀 쪽으로 맹출하고 있다면 유치를 뽑고 놔두기만 하면 됩니다.

4. 유치가 교정을 한 것처럼 가지런한데,
어른이 돼서 교정을 해야 한다구요?

치아를 봤을 때 앞니 사이가 벌어져 있으면 보기 싫겠죠?

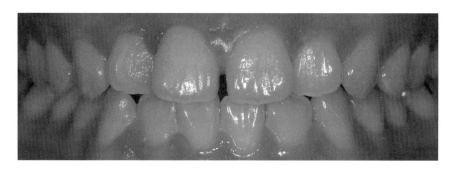

그래서 치아교정을 권하거나 레진 치료 또는 무삭제 라미네이트 치료를 권합니다. 하지만 어린 아이들의 앞니 사이가 벌어져 있다면?

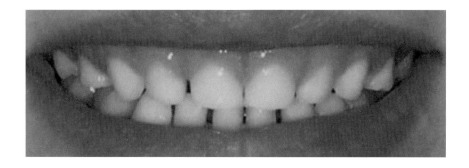

보기에는 너무 예쁘게 보입니다. 어쩌면 당연한 것일 수도 있습니다. 그러나 유치와 영구치는 크기의 차이가 있기 때문에 이 차이를 악골(얼굴뼈)의 성장으로 모두 커버할 수 없습니다. 그래서 유치와 유치 사이엔 공간이 존재합니다.

유치는 가운데 치아부터 대개 A B C D E 로 지칭하는데, C(유견치, 송곳니)를 기준으로 살펴보겠습니다.

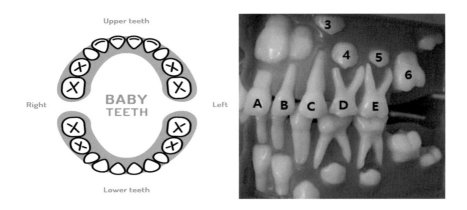

평균 만 5세의 유치와 치조골 내에 존재하는 영구치의 모형입니다. C의 전방과 후방에는 공간이 존재합니다. 이 공간은 굉장히 중요합니다. 왜냐하면 뒤이어 나올 3번 치아(영구치 송곳니)가 C에 비해 훨씬 크기 때문에 이 공간이 부족하게 되면 덧니가 되기 때문입니다. 이 공간을 지칭하는 명칭이 있는데 'primate space'입니다.

또한 앞 치아 A와 A, A와 B 사이에도 공간이 존재하는데, 이는 영구 전치의 크기가 유전치에 비해 크기 때문입니다. 이 공간을 지칭하는 명칭은 'interdental space'입니다.

세 번째 공간이 있는데 바로 D와 E(2개의 유구치)입니다. D와 E 치아 크기는 뒤이어 나올 4, 5번 치아(제1소구치, 2소구치)에 비해 큽니다. 6번 치아(제1대구치)가 맹출하면서 전방으로 약간 이동하는데, 그 동안 소실되는 공간을 보상하기 위함이며 이 공간을 'leeway space'라고 합니다.

이렇듯 유치에는 크게 3가지 종류의 space가 존재해야 하는데, 이런 공간이 존재하지 않고 너무 가지런하다면 영구치가 맹출할 공간이 부족할 가능성이 크겠죠?

물론 악궁의 성장이 이런 치아 사이의 공간을 상쇄할 정도로 크다면 영구치 맹출이 자연스럽게 되겠지만, 그렇지 않다면 치아교정 가능성은 그만큼 커지게 되는 것입니다. 최근들어 점점 더 악궁이 작아지고 있기 때문에(얼굴이 작아지고 있기 때문에) 유치열 시기에 가지런하다는 게 영구치열에는 좋지 않을 수 있습니다.

5. 앞니가 삐뚤고
벌어져서 나는 경우가 많아요.

초등학교 2학년 정도가 되면 앞니 4개 치아가 잇몸을 뚫고 나와 있습니다. 그런데 가지런하고 예쁘게 치아가 나온 경우도 있지만 삐뚤빼뚤하거나, 벌어져있거나, 위 아래가 반대로 물리는 경우 등 이상적인 위치에서 벗어나 있는 경우 역시 많이 있습니다.

먼저 삐뚤빼뚤하게 난 경우 어떻게 해야 할까요?

이 땐 치아교정의 시작점을 선택하는 데 애로사항이 있습니다.

악궁이 좀 더 커져서 삐뚤게 나고 있는 치아가 모두 배열될 수 있을 정도의 공간이 성장 과정에서 생긴다면 맨 안쪽 큰 어금니부터 뒤 쪽으로 밀면서 공간을 만들어가면 결국 앞쪽 치아 사이에도 공간이 생겨 삐뚤게 난 치아가 고르게 배열될 수 있습니다. 하지만 맨 안쪽 큰 어금니가 맹출하는 시기는 초등학교 고학년입니다. 그 때까지 이 방법은 보류할 수 밖에 없습니다.

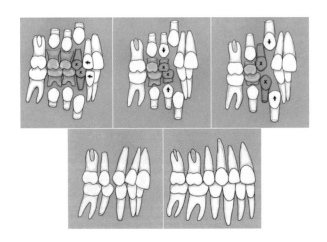

악궁의 크기가 치아가 배열될 정도의 공간이 아닐 경우에는 치아를 발치한 뒤 치아교정을 해야 합니다. 그래서 유치와 영구치가 혼합되어 있는 치열기에 순차적 치아 발치술(serial extraction)로 교정을 하기도 합니다.

그림만 봐서는 이해가 잘 안 될 수 있는데, 요점은 영구치가 모두 맹출한 뒤 작은 어금니 하나를 빼고 교정할 것을 영구치가 나기 시작할 때 미리 뽑아서 치아교정을 한다는 것입니다.

하지만 '어차피 발치교정을 할 것이라면 굳이 치아 표면에 브라켓을 붙이고, 철사를 연결하면서 구강관리를 어렵게 만들 필요가 있을까?'라는 의구심이 듭니다. 제 생각엔 2번째 큰 어금니까지는 아니더라도 작은 어금니까지 모두 맹출한 뒤 치아교정을 시작하는 게 더 좋을 것 같다는 생각을 합니다.

앞 치아가 벌어져서 나는 경우엔 어떻게 하는 게 좋을까요?

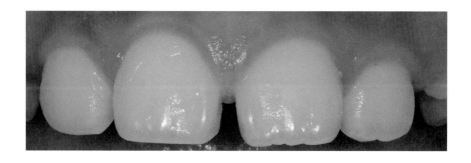

그냥 놔두면 작은어금니 2개가 모두 맹출한 뒤 송곳니가 자랄 공간이 부족하게 되어 덧니가 될 것입니다. 그래서 이 땐 전체치아교정을 하는 차원이 아니라 앞니를 가지런하게 배열하는 것을 목표로 단기 부분교정을 합니다.

다음 사진을 보면 앞 치아가 벌어져있으면서 두 번째 앞니는 방향이 틀어져있습니다.

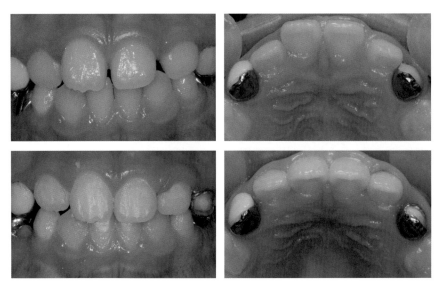
[단기 부분교정 전후]

작은 어금니와 송곳니가 날 공간을 확보해주는 것으로 치아교정을 마무리합니다.

치아자체 문제가 아닐 땐?

위의 경우들은 위 아래 치아들이 잘 물리는 상태에서 앞니의 배열이 어떻게 되었느냐입니다. 앞니가 거꾸로 씹히거나 너무 깊게 씹히면 어떻게 해야 할까요?

이 땐 치아 자체를 움직이는 것이 아니라 턱을 이동하는 교정을 해야 하는 경우가 많습니다. 그런데 안타깝게도 이런 교정을 할 땐 치아에 붙이는 교정장치를 이용하는 게 아니라 아이들이 직접 끼우거나 빼야 하는 착탈식 장치를 사용하는 경우가 많습니다. 이런 점 때문에 아이들이 장치 착용을 게을리하면 그만큼 교정기간이 늘어나고 아이들도 지치게 됩니다.

그래서 초기에 치료를 해주어 정상적인 교합관계를 만들어주는 것도 중요하지만, 가장 중요한 것은 아이들이 본인의 상태를 인지하고, 꼭 고쳐야겠다는 마음가

짐을 가지는 것입니다. 그렇지 않다면 차라리 교정을 미루는 게 더 좋습니다.

성장피크가 남자아이들의 경우 대부분 초등학교 6학년 전후, 여자아이들의 경우는 초등학교 5학년 전후인데, 이 시기 직전까지만 교정을 시작해도 됩니다. 고학년이 될수록 외모에 신경을 쓰기 시작하기 때문에 어렸을 때보다는 고학년 아이들이 교정을 해야겠다는 마음을 가지기 훨씬 수월합니다.

6. 위 앞니 뒷면을
보신 적 있으신가요.

    정면에서 치아를 바라봤을 때 위 앞니는 표면이 매끈합니다. 그래서 보이는 면에서 충치가 생기는 일은 드뭅니다. 물론 구호흡이 심하거나 우유, 단 음료수를 입에 달고 사는 사람의 경우 썩는 경우가 종종 있긴 합니다. 하지만 앞니 표면에는 대체로 충치가 생기지 않고, 어금니에 충치가 잘 생기기 때문에 어금니만 신경이 쓰이는 게 당연합니다.

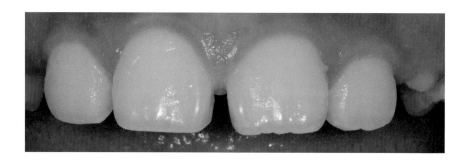

    초등학교 2학년 정도 되면 위 사진처럼 위 앞니 4개가 구강 내로 맹출합니다. 앞에서 봤을 땐 앞니가 벌어져있는 것을 제외하고는 큰 특이점이 없습니다.

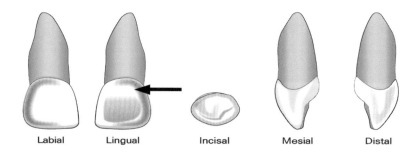

Labial   Lingual   Incisal   Mesial   Distal

앞니의 전후좌우 모습을 도식화한 그림 중 화살표가 가리키는 곳이, 앞니 중에서 유일하게 함몰되어 있을 가능성이 큰 위치입니다. 어떤 사람은 이 함몰부위가 없기도 하지만, 어떤 사람은 함몰부위가 깊어서 칫솔질이 안 되기도 합니다.

실제 앞니의 뒷면을 보면 아래와 같습니다.

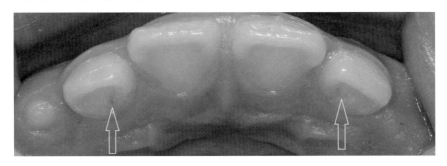

뒷면에 함몰부위가 보이고, 함몰부위가 잘 닦이지 않아 치태가 쌓여있습니다. 심지어 우식의 초기 단계인 탈회현상이 보이기까지 합니다. 이대로 놔두면 100% 치아는 썩게 되고, 신경치료까지 해야 하는 상황이 올 수 있습니다.

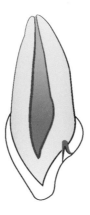

함몰부위가 깊을수록 저점에서 신경까지의 거리가 가까워지고, 약간의 충치만으로도 충치균이 신경에 도달할 수 있기 때문에, 신경치료의 가능성이 매우 큰 것입니다.

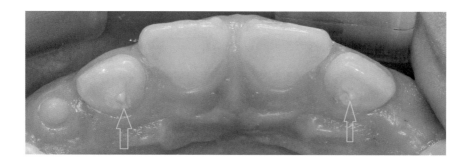

　초등학교 저학년이 칫솔질을 제대로 하지 않을 가능성이 크고, 앞니 뒤 쪽은 부모님이 체크하기도 쉽지 않기 때문에, 홈이 깊으면 충치에 이환된다고 봐야 합니다. 이를 방지하기 위해서 이 함몰부위를 없애줘야 합니다. 없앤다는 말보다는 함몰부위를 무언가로 메꾸어 매끈하게 만들어준다는 게 더 맞는 표현일 것 같습니다.

　노란 화살표처럼 매우 묽은 레진재료(실란트)로 미리 메꾸면 됩니다. 마취를 하지 않아도 되고, 치료시간은 2분을 넘기지 않습니다. 이런 조치를 통해 이 치아의 수명은 확 늘어날 수 있기 때문에, 초등학생 자녀가 있는 분들은 꼭 확인해보셔야 합니다.

7. 치아교정!
도대체 언제 시작해야할까?

대한치과교정학회 홈페이지(www.kao.or.kr)에 가면 교정에 대한 여러 질문과 함께 답이 나와있습니다. 치아교정이 필요한 경우는 아래와 같이 나와있습니다.

영구치가 날 공간이 부족한 경우
삐뚤빼뚤하거나 겹쳐서 난 치아
나이들수록 점점 더 삐뚤어지는 앞니
아래 앞니가 위 앞니 앞쪽으로 물리는 반대교합
위 앞니가 아래 앞니에 비해 지나치게 돌출된 경우
유치가 제때에 빠지지 않은 경우
구강 및 턱얼굴 부위에 적절치 않은 습관(손가락 빨기, 혀내밀기 등)을 보이는 경우
아래-윗니의 정중선이 일치하지 않는 경우
치아사이에 틈새가 많은 경우
앞니만 닿고 어금니들이 물리지 않는 경우, 혹은 그 반대의 경우
비정상적 안모(주걱턱, 너무 작은 턱, 뻐드렁니, 옥니, 입술의 돌출)
음식물을 씹기에 곤란한 경우
발음이 부정확한 경우
평상시 입술을 잘 다물지 못하거나 구호흡이 심한 경우
아래앞니가 위 앞니에 가려 안보이는 경우
입을 벌리거나 다물 때 악관절에서 소리가 나거나 통증이 있는 경우
최근 1-2년간, 치열이나 안모에 눈에 띄는 변화가 관찰되는 경우

그렇다면 치아교정을 시작할 수 있는 시기는 언제부터일까요? 유치열기(유치만 있는 상태)나 혼합치열기(유치와 영구치가 함께 있는 상태)에서의 치아교정은 크게 근기능교정과 치아교정, 두 가지로 나뉩니다.

근기능교정

근기능교정은 치아자체의 배열과 맹출에는 이상이 없지만, 잘못된 습관이나 치아의 일시적 어긋남으로 인한 근육의 조화가 깨졌을 때 시행하는 것입니다.

예를 들어 아래와 같은 경우입니다.

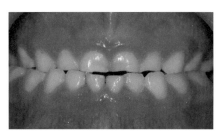 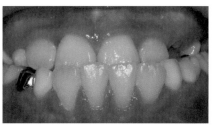

아래턱이 앞으로 나와서 앞니 끝끼리 닿는 경우(첫 번째 경우)를 방치하면 위 아래 영구치가 맹출한 뒤 거꾸로 씹히는 게 심해집니다.

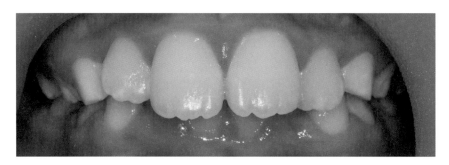

위 치아가 아래 치아를 많이 덮고, 아래 턱이 뒤로 밀려난 경우도 있습니다.

이런 땐 통상적으로 대부분의 사람들이 알고 있는 철사를 이용한 치아교정을 하지 않습니다. 성장기에 있는 아이들이기 때문에, 성장의 방향을 조절하는 식으로 교정을 합니다. 그래서 이 때의 교정을 단순히 치아교정이라고 하지 않고 근교정이라고 합니다.

근교정의 방법은 여러 가지가 있지만, 최근에는 입 안에 끼는 장치로 근교정을 하는 추세이고, 대표적으로 myobrace와 EF line이 있습니다.

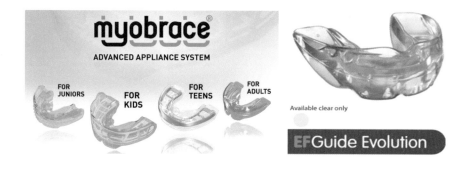

실제 EF line으로 근기능교정을 한 뒤 어떻게 변했는지 보겠습니다.

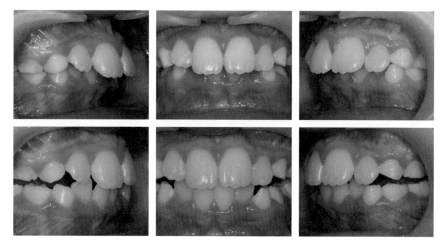

[근기능 교정 전후]

아래 턱이 전방으로 이동하면서 위 아래 유구치 사이에 공간이 생겼습니다. 뒤쪽에 위치한 첫 번째 큰 어금니는 서로 교합이 되기 때문에 안정성이 확보되었지만 이 상태에서 위아래 유구치들이 닿을 수 있도록 해줘야 합니다. 기존의 철사를 사용하지 않더라도 이렇게 성장기에는 성장을 이용한 교정이 가능합니다.

치아교정

위에서 언급한 부분과 다르게 치아 자체 위치의 문제 때문에 치아교정이 필요한 경우가 있습니다.

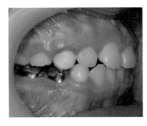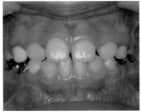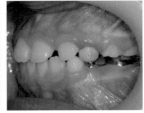

위 앞니 사이에 공간이 생겨있습니다. 동시에 사진 기준으로 가운데 오른쪽 두 번째 치아가 약간 뒤쪽으로 기울어져 보입니다. 이런 공간을 방치하면 추후에 영구치가 나올 때 공간이 부족하게 되어 결과적으로 송곳니가 덧니로 나올 가능성이 커집니다. 이럴 땐 미리 전치부를 치아교정해서 공간을 없애주어야 합니다.

또한 위 아래 치아가 한 개 또는 두 개가 거꾸로 씹히는 경우도 있습니다.

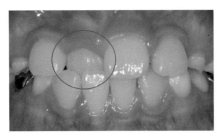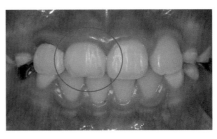

이럴 땐 빨리 정상 위치로 회복시켜주는 치아교정을 해야 합니다. 그렇지 않으면 안쪽으로 들어가 있는 치아 양쪽에 있는 치아가 기울어져 결국 전체적인 영구치열의 조화를 깨트릴 수 있기 때문입니다.

그렇다면 치아교정은 언제쯤 시작을 하는 게 좋을까요?
일단 유치만 있는 상태보다는 앞니 영구치는 맹출한 상태가 좋습니다. 위 아래 앞니 영구치는 대부분 초등학교 1,2학년 때 모두 맹출하는데, 이 시기 전이라면 유치원생 이하입니다. 이를 닦는 것 자체가 힘든 아이들에게 입 안에 뭔가를 끼워넣는 게 치아 위생에 좋을 게 하나도 없습니다. 뺐다 꼈다 하는 장치를 하더라도 제대로 할 가능성이 거의 없고, 브라켓과 철사를 치아에 붙이는 순간 치아가 썩을 확률이 굉장히 커집니다.

구순구개열(언청이)과 같은 특별한 경우를 제외하고는 대부분 아이들이 내 치아 상태를 인지할 수 있는 시기에 치아교정을 시작하는 게 가장 좋습니다.

이 시기 때의 치아교정은 영구치가 모든 존재하는 시기에서의 교정처럼 1년이나 2년, 3년 이렇게 하지 않고, 3개월이나 6개월처럼 단기간 동안 진행하기 때문에 협조도가 굉장히 중요합니다.

대부분의 아이들은 초등학교 1,2학년 때 치과에 가서 교정검진을 받는 게 좋고, 필요하다면 치아교정을 단기간 하고, 그렇지 않다면 영구치가 맹출할 때까지 기다리면서 한 달에 3만원 정도씩 적금을 드는 게 더 좋겠습니다.

8. 충치가 있다면 이젠
건강보험으로 레진 치료 받자!

충치가 생기면 충치가 생긴 부위를 제거한 뒤 인공물질로 채워줘야 합니다. 채워주는 인공물질로 아말감과 glassionomer cement(GIC), 복합레진, 골드, 세라믹 등이 있습니다.

이 중에서 가장 오래된 수복재료는 아말감입니다. 하지만 아말감은 수은이 함유되어 있다는 점에서 19세기 초부터 사용되었음에도 불구하고, 유해논란이 있습니다. 아이들의 경우 뜨거운 핫초코를 먹을 때, 어른의 경우는 뜨거운 커피를 마실 때 수은이 유리되어 나온다는 결과가 나오기도 했습니다. 수은이 함유된 치과충전물로 치료받으면 자가면역질환이 생길 가능성이 그렇지 않은 경우에 비해 크다라는 보고도 나와 있습니다. 하지만 해롭다고 추정이 되는 아말감으로 치료받은 사람들이 많은 이유가 무엇일까요?

아말감이라는 재료가 충치를 제거한 뒤 수복할 수 있는 가장 싼 재료였기 때문입니다. 가장 쌌다라는 의미는 우리나라와 같은 건강보험체계의 의료 환경에서 보자면 건강보험 적용이 되는 진료였다라는 뜻입니다.

아말감의 유해성 논란 끝에 GIC라는 재료 역시 건강보험 적용 대상에 포함이 되었지만, 두 가지 성분을 섞어서 사용해야 하는 번거로움과 동시에 채워넣고 4분 이상 기다려야 하는 악조건(어린이들의 경우 침이 섞여 들어가기도 하고, 4분 이상 부동 자세로 기다려야 함)이 있었습니다. 또한 강도가 약하기 때문에 교합력이 약한 어린이에게만 제한적으로 씹는 면에 치료를 할 수 있었습니다. 하지만 아말감보다 마모도가 약하고, 전체적으로 덜 단단하기 때문에 닳아지거나 일부가 깨져서 재내원하는 경우가 많습니다.

2019년 1월 1일! 드디어 문재인 케어 정책 아래 가장 혁신적인 내용이 발표되었습니다! 만 12세 이하의 어린이들에 한해 영구치의 레진치료가 건강보험 적용대상이 된 것입니다.

2012년	만 75세 이상 레진상 완전틀니 보험화
2013년	만 75세 이상 부분틀니 보험화
2014년	만 75세 이상 임플란트 보험화(평생 2개)
2015년	만 70세 이상 틀니, 임플란트 보험화
2016년	만 65세 이상 틀니, 임플란트 보험화
2017년	만 65세 이상 틀니 본인부담금 인하(50%->30%)
2018년	만 65세 이상 임플란트 본인부담금 인하(50%->30%) 치아 홈메우기 본인부담금 인하(30%->10%) 보험스케일링 적용나이(만 20세 이상-> 만 19세 이상)
2019년	만 12세 이하 충치치료를 위한 영구치 광중합형 복합레진 보험 적용

[치과 건강보험 보장성 강화 흐름]

2012년 완전틀니가 건강보험 적용이 되기 시작하면서 건강보험 적용범위가 넓어지더니 이제는 레진충치치료가 건강보험 속으로 들어간 것입니다. 이번 적용은 굉장히 큰 변화입니다! 만 65세 이상 어르신들에게 집중되었던 건강보험이 만 12세 이하의 어린이로 범위가 넓어진 첫 시발점이기 때문입니다.

영구치의 레진치료비용은 비급여 항목이기 때문에 치과마다 차이가 있겠지만 8~15만원입니다. 하지만 만 12세 이하의 어린이라면 이제 다음과 같은 비용으로 충치치료를 받을 수 있게 되었습니다.

구분	광중합형 복합레진 비용	치료비용 총액*	환자 본인부담금**
1면	5만3580원	8만1267원	2만4300원
2면	5만8020원	8만6373원	2만5900원
3면 이상	6만2450원	9만1468원	2만7400원

* 초진진찰료, 치근단촬영, 침윤마취, 종별 가산 적용 금액
** 치과의원 외래진료 기준 본인부담률 30% 적용 시

　1면이라는 말은 씹는 면이나 볼쪽 치아 면, 또는 혀쪽 치아 면 중에서 하나의 면에 있는 충치만 제거 후 레진 충전치료를 받았다는 의미이고, 맨 오른쪽 환자 본인부담금이 치과에 지불하는 비용입니다. 실제 치료받을 때는 마취 시행 여부, 마취 앰플 개수, 추가 엑스레이 촬영 등에 의해 비용 차이가 약간 발생합니다.

　그렇다면 레진은 어떤 면에서 좋은 재료일까요?

　첫 번째, 수리의 용이성입니다. 아말감, 세라믹, 금 등의 재료는 수복물 가장자리에 약간의 충치가 생기면 기존에 치료받았던 재료를 100% 제거한 뒤 다시 치료받아야 합니다. 하지만 레진은 다릅니다. 접착제에 의해 서로가 붙어있기 때문에 일부만 제거하고 그 부위만 재치료받으면 됩니다. 결과적으로 치료비용이 저렴해지고, 동시에 치아 입장에서는 치아 자체 손상이 적어집니다.

　두 번째, 아말감이나 골드 등에 비해 치아 삭제량이 적습니다. 아래 그림에서 호리병 모양의 썩은 부위가 있을 때 아말감을 채워넣기 위해 삭제해야 하는 치아의 양과 composite(레진)을 채워넣기 위해 삭제해야 하는 치아의 양은 현격한 차이가 납니다.

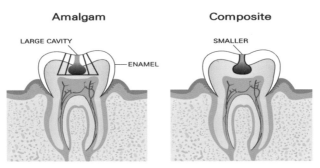

9. 제일 먼저 만나게 되는
제1대구치를 사수하자!

유치열 시기를 지나 맨 처음 맹출하는 영구치는 제1대구치입니다. 제1대구치는 앞에서 여섯 번째에 있는 치아입니다.

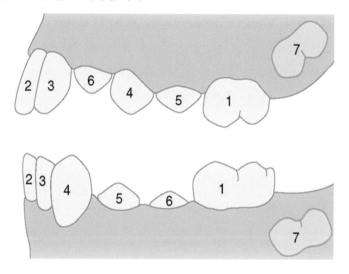

영구치가 나는 순서를 숫자로 표시한 것입니다. 맨 처음 제1대구치가 맹출하고 난 뒤, 위, 아래 유치가 빠집니다. 아이들의 치아를 자주 보시는 경우라면 제1대구치가 날 때 아이들이 아프다고 하거나, 침 분비량이 늘어나기 때문에 쉽게 인지할 수 있지만, 그렇지 않는다 하더라도 유치 앞니가 빠졌다면 제1대구치는 이미 맹출해 있다고 생각하면 됩니다.

맨 처음 맹출하는 영구치다 보니 잘 썩습니다. 대부분의 성인들이 크라운 치료를 받는 치아가 바로 제1대구치입니다.

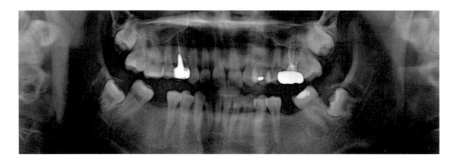

구강 상태가 썩 좋지 않은 분의 파노라마 사진입니다. 아래 빠져버린 치아가 제1 대구치이며, 위 치아 중 오른쪽 제1대구치는 신경치료와 크라운 치료를 받은 상태입니다.

실제 임플란트 치료를 받으러 오시는 분들 중 상당수가 제1대구치 위치에 임플란트 치료가 되어 있는 경우가 많이 있습니다. 하지만 제1대구치가 건강하면 전체 치아 모두가 건강한 경우도 많이 있습니다.

그래서 만 6세에 맹출하는 우리 아이들의 제1대구치를 부모님이 지켜줘야 합니다.

가장 좋은 방법!

아이들은 칫솔질을 할 때 안쪽 깊숙이까지 하지 못합니다. 깊숙이 칫솔질을 하라고 하면 구역질이 난다고 못하겠다고 합니다. 부모님이 하루에 한 번만 저녁에 식사를 한 뒤 칫솔질을 체크해주시면 됩니다.

두 번째로 좋은 방법!

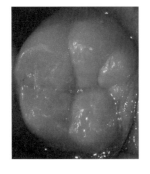

충치는 치아의 씹는 면 중 골짜기에서 시작됩니다. 그런데 이 골짜기 중 굉장히 깊은 경우도 있는데, 이 땐 칫솔질을 아무리 열심히 해도 골짜기 속까지 파고든 음식물 찌꺼기와 플라그가 제거가 되지 않고, 결국 충치에 이환되고 맙니다. 그래서 치아의 씹는 면에 보이는 모든 골짜기를 미리 메꿔주는 예방치료를 하면 됩니다.

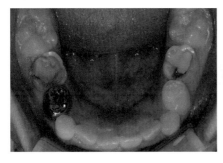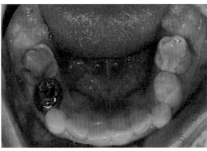

 왼쪽이 치아홈메우기 전이고, 오른쪽이 후입니다. 잘 안보이죠? 자세히 보면 아래와 같습니다.

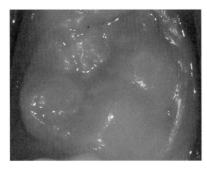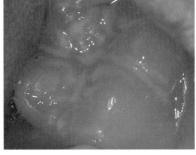

 골짜기처럼 생긴 홈을 치아 색상, 묽은 레진재료(실란트)로 메꾸는 것입니다. 실란트는 간혹 떨어지는 경우가 있기 때문에 정기적으로 치과에 내원해서 검진을 받는 것이 필요하고, 큰 어금니의 실란트 비용은 건강보험이 적용되어 한 치아당 7~8천원으로 저렴하기 때문에 꼭 예방해주시기 바랍니다.

10대

자녀가 10대가 되면 가장 걱정이 되는 것이 아이들이 이를 잘 닦지 않는 것입니다. 실제로 저도 중, 고등학생 때 치아관리를 소홀히 했습니다. 큰 어금니는 신경치료 후 크라운이 되어있는 상태고, 다른 치아는 인레이 치료도 되어 있습니다.

이를 잘 닦지 않으면 잇몸에 염증이 생기는데, 어른과 다르게 잇몸뼈가 녹지 않습니다. 이를 전혀 닦지 않아도 잇몸에 염증은 있지만 뼈가 녹는 일은 거의 없습니다. 뼈의 파괴 속도보다 생성 속도가 빠르기 때문입니다. 하지만 치아는 잇몸과 다릅니다. 치아는 뼈 속에서 형태를 잡고 있다가 구강 내로 나온지 얼마되지 않았기 때문에 단단한 것처럼 보이지만 실제로는 무른 상태입니다. 그래서 충치에 이환되기 쉽습니다.

칫솔질을 열심히 하지 않아 충치가 생겼는데, 갑작스럽게 찾아온 치아통증 때문에 밤새 얼음을 물고 있다가 치과에 가니 신경치료가 필요하다는 진단을 받기도 합니다. 치아가 물러서 충치가 치아 내부로 파고드는 속도가 굉장히 빠르기 때문입니다.

또한 10대는 충치치료를 했더라도 또 충치가 생길 가능성이 크기 때문에 어떤 재료로 치료를 해야할지 잘 선정해야 합니다. 그리고 신나게 놀다가 앞니가 깨진 경우도 다반사입니다.

1. 치아홈메우기는
큰 어금니만 하는 게 아니야?

초등학교 5학년 정도 되면 두 번째 큰 어금니를 제외하고 거의 모든 영구치가 맹출합니다. 이 때 입 안에 있는 치아가 본인의 생애 마지막날까지 쭉 같이 공생하게 됩니다. 하지만 충치로 인해 치아조직이 파괴되면 치아보다는 기능상으로 좋지 않지만 차선책으로 임플란트, 틀니 등을 하게 됩니다. 초등학생 고학년들 입 안의 영구치를 어떻게 하면 보호할 수 있을까요?

충치는 거의 대부분 치아 표면의 매끈한 부분이 아니라 패인 홈에서부터 시작을 합니다. 그런데 패인 홈은 대부분의 치아에 존재합니다.

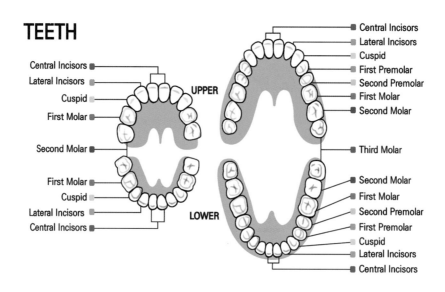

충치는 제1대구치에만 생기는 게 아니라 홈이 있는 곳은 어디라도 생길 수 있기 때문에 이 부위 역시 충치에 대한 저항성을 키워줘야 합니다.

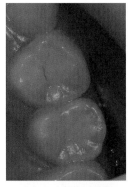

첫 번째 작은 어금니와 두 번째 작은 어금니가 보입니다. 맹출한 순서를 보면 첫 번째 작은 어금니가 먼저 맹출하는데, 그만큼 충치에 이환될 가능성이 큽니다. 결과적으로 씹는 면의 홈에 약간 검은색의 충치가 생겼습니다. 하지만 두 번째 작은 어금니는 아직 충치에 이환되지 않았습니다. 첫 번째 작은 어금니는 레진으로 충치치료를 하고, 두 번째 작은 어금니는 예방치료인 치아홈메우기(sealant)를 합니다.

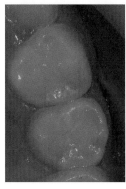

두 개의 치아 모두 치료가 완료된 모습입니다. 레진으로 치료했기 때문에 표시가 거의 나지 않지만 조금 일찍 치아홈메우기를 했더라면 하는 아쉬움이 듭니다.

현재 건강보험에서 치아홈메우기는 만 6세 ~ 만 18세(고3)까지의 제 1, 2 대구치 총 8개까지 적용을 해주고 있습니다. 또한 비용 역시 한 치아당 약 7천원 내외이기 때문에 충치를 예방하는 차원에서 가성비가 좋다고 볼 수 있습니다. 하지만 대구치 이외의 치아에 있는 홈은 건강보험 대상이 아니기 때문에 지나치는 경우가 있습니다. 충치는 모든 치아에서 발생할 수 있기 때문에 꼭 치아홈메우기 예방치료를 받는 게 좋습니다.

2. 덧니가 날 때
무조건 이 뽑고 치아교정?

덧니라고 하면 송곳니가 바깥으로 맹출한 것을 말합니다. 송곳니가 제 위치에 맹출하지 않고 바깥으로 뻗어서 나는 이유는 단 하나! 송곳니가 날 공간이 부족했기 때문입니다. 공간이 부족할 수 있는 이유는 몇 가지가 있는데, 가장 대표적으로 2가지를 생각해볼 수 있습니다.

첫 번째, 치아 자체의 크기가 악궁의 크기에 비해 큰 경우입니다. 간혹 앞 치아가 유독 커보이는 사람들이 있습니다. 이런 경우 치아가 배열될 공간이 부족합니다.

두 번째, 치아 자체 크기는 정상인데, 어금니들이 앞으로 이동해서 공간이 좁아져버린 경우입니다. 유구치(유치의 어금니)가 미리 빠져서 작은 어금니가 맹출할 공간이 줄어들었음에도 불구하고 작은 어금니는 제 위치로 맹출하고, 맨 나중에 맹출하는 송곳니 공간이 부족해진 것입니다.

위의 경우 각각에 대한 덧니 교정의 치료 방법은 180도 다릅니다. 발치를 하고 교정을 하느냐! 발치를 하지 않고 교정을 하느냐!

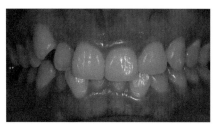 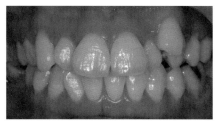

[첫 번째 사례 / 두 번째 사례]

위의 사례를 보면 둘 다 송곳니가 덧니로 맹출해있습니다. 하지만 한 명은 치아를 뽑고 교정을 했고, 다른 한 명은 이를 뽑지 않고 교정을 했습니다.

두 명 중 치아가 커보이는 경우는 두 번째입니다. 치아의 크기만으로 발치 여부를 결정하지는 않습니다. 어금니 후방의 치조골의 양, 치아 뿌리의 길이, bolton ratio, 안모의 돌출 정도 등등 많은 진단적 고려요소가 있습니다.

첫 번째의 경우는 치아가 도리어 약간 작아보입니다. 첫 번째 사례는 치아를 발치하지 않고 앞쪽으로 이동해버린 어금니들을 후방으로 이동시키면서 송곳니가 제위치로 갈 수 있는 공간을 만들면서 교정이 완료되었습니다.

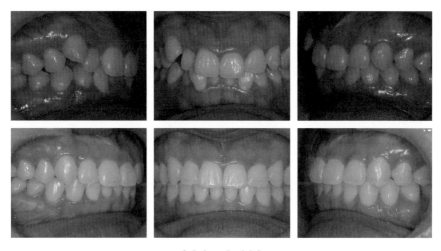

[치아교정 전후]

덧니가 있다는 이유로 치아를 뽑고 교정을 했다면 입이 안쪽으로 확 들어가서 예뻐지려고 시작한 교정으로 인해 나이가 들어보이는 결과가 나타났을 것입니다.

두 번째 사례는 치아를 발치하고 교정을 한 경우입니다.

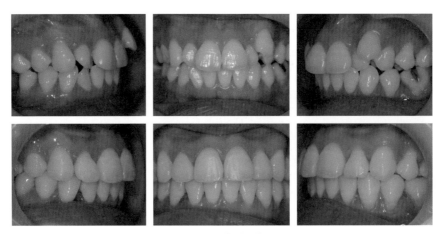

[치아교정 전후]

상악 송곳니가 맹출하는 시기는 만 11~13세입니다. 초등학교 5, 6학년 정도 됩니다. 이 때부터 부모님들이나 학생들은 덧니에 대한 고민을 하기 시작하는데, 덧니가 있다고 해서 무조건 치아를 뽑고 치아교정을 하는 것은 아니기 때문에, 발치에 대한 막연한 두려움 때문에 치과에 가지 않으면 안되겠죠?

3. 제2대구치 (두 번째 큰 어금니)를 유심히 보세요!

만 6세, 초등학교 입학하기 전 생애 처음으로 입 안으로 첫 번째 큰 어금니가 맹출하는 나이입니다. 흔히 금니를 씌웠다는 치아를 보면 대부분이 바로 이 치아입니다. 칫솔질을 잘 하지 못하는 시기에 맹출하기 때문에 관리가 어렵고, 더군다나 입안 제일 안쪽에 위치하기 때문에 칫솔질을 잘한다고 하더라도 깨끗하게 관리하기가 어렵습니다. 이 치아를 충치로부터 보호하기 위해 치아홈메우기, 불소도포 등으로 예방을 합니다.

첫 번째 큰 어금니가 맹출한 뒤 유치가 빠지고 여러 영구치가 맹출을 하는데, 가장 늦게 맹출하는 치아가 있습니다. 바로 두 번째 큰 어금니(second molar)입니다.

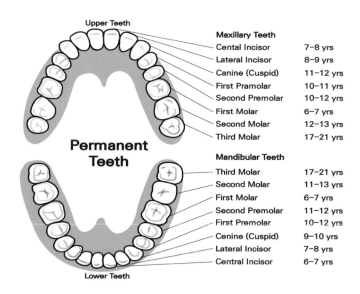

그림에서 second molar의 맹출시기는 만 11~13세라고 나와있습니다. 초등학생으로 보면 4~6학년 정도입니다. 만 6세 때 첫 번째 큰 어금니가 맹출할 때 맨 안쪽에 위치해서 관리하기 어려웠듯이 두 번째 큰 어금니 역시 마찬가지입니다.

실제 두 번째 큰 어금니를 입 안에서 보면 아래와 같습니다.

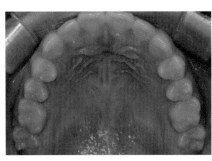 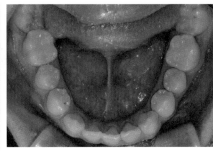

빨간 화살표가 가리키고 있는 치아의 경우 제일 안쪽의 잇몸 위로 맹출하지 않기도 했지만 잘 닦이지 않아 위 치아의 경우는 탈회, 아래 치아의 경우는 충치가 진행되었습니다.

치아의 표면에서 약간의 탈회가 발생한 경우는 바로 치료를 하지 않고, 칫솔질을 좀 더 꼼꼼히 하는 게 우선치료이며, 이 때 불소가 함유된 치약을 사용하는 게 좋습니다. 또한 석회질이 빠져나가고 있는 과정이기 때문에, 칼슘제제의 연고를 치아에 꾸준히 도포를 해주면 치아가 좀 더 단단해질 수 있습니다. 이보다 더 훨씬 더 좋은 방법은 치아 성분인 하이드록시아파타이트를 치과에서 꾸준히 도포해주어 치아를 재광화시켜주는 것입니다.

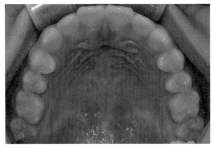 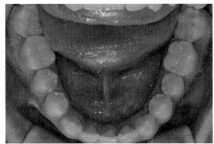

그래서 위 치아는 바로 레진치료를 하지 않고, 아래 치아는 바로 레진치료를 시행했습니다.

두 번째 큰 어금니는 대부분 유치가 모두 빠진 뒤에 나기 때문에 유치가 사라진 이후엔 한 달에 한 번 정도는 맨 안쪽에서 치아가 나고 있지는 않는지 꼭 확인해봐야 합니다.

두 번째 큰 어금니 관리를 어떻게 해야 할까요?

첫 번째 큰 어금니와 마찬가지로 칫솔이 이 치아까지 닿도록 하는 것과 치아홈메우기, 칼슘제재, 하이드록시 아파타이트의 꾸준한 도포입니다. 대개 초등학교 고학년이 되면 앞치아가 삐뚤거나 공간이 있는 경우에 교정을 언제 시작해야 할지, 과연 교정이 필요한지에 대해 관심이 더 쏠리는데, 어떤 교정을 하더라도 치아 자체가 건강한 게 우선이기 때문에 2번째 큰 어금니도 잘 관리해야 합니다.

4. 사고로 앞니가
부러졌다면?

간혹 앞니가 부러져서 치과에 오는 경우가 있습니다. 대부분은 운동하다가 또는 어딘가에 부딪혀서 치아가 깨져서 오는데, 어떻게 치료하는 게 가장 좋을까요?

앞니가 부러지는 양상은 크게 두 가지입니다. 가로로 부러지느냐, 세로로 부러지느냐.

세로로 부러진 경우

세로로 부러졌다는 건 뿌리까지 금이 진행됐다는 것이고, 어쩔 수 없이 뽑을 수밖에 없습니다. 뽑고 임플란트 시술을 받아야 하는데, 성장기에 있는 경우 즉 20세가 되기 전에는 임플란트 시술을 받지 않는 게 좋습니다. 그렇다면 어떻게 해야 할까요?

가장 좋은 방법은 남아있는 뿌리를 신경치료를 한 뒤 그대로 유지를 하는 것입니다. 뿌리가 있음으로 인해서 주변 치조골의 소실을 막을 수 있고, 결국 주변 치조골과의 조화가 깨지지 않아서 추후 임플란트 시술 후에도 임플란트 보철이 어색하지 않고 자연스러울 수 있습니다.

그리고 깨진 치아 부분은 원래의 치아모양으로 만든 뒤 바로 옆 치아와 연결시켜 놓습니다. 치아의 머리부분과 뿌리부분이 원래는 붙어 있었지만, 이제는 분리되어 뿌리는 치조골 내에, 머리부분은 입 안에 위치하는 것입니다.

하지만 위의 방법은 굉장히 이론적입니다. 실제로 어딘가에 부딪혀서 세로로 금이 가는 경우는 거의 드물기 때문입니다. 대부분은 가로 또는 비스듬하게 부러져서 치과에 내원합니다.

가로로 부러진 경우

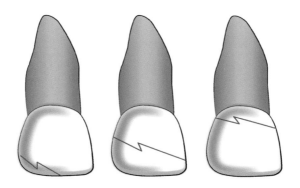

부러진 양상에 따라 각각 다른 치료가 필요하게 됩니다.

(1) 끝 부분만 깨진 경우

대부분 통증이 없습니다. 하지만 정면에서 보이는 부분이기 때문에 이를 그냥 놔두기엔 심미적으로 좋지 않아 치료를 하는데, 가장 먼저 생각해볼 수 있는 방법은 깨진 부분만 레진(치아색상의 충치치료 재료)으로 메꾸는 것입니다. 치아의 삭제량을 아주 적게 하면서도 심미적으로 우수한 치료방법이지만 앞니이기 때문에 음식물을 자를 때의 힘에 의해 깨지는 경우가 발생하기도 합니다. 이럴 땐 어쩔 수 없이 크라운 치료를 합니다. 물론 신경치료는 하지 않고 가능합니다. 하지만! 중, 고등학생이라면 크라운 치료를 하는 것보다는 레진 치료를 다시 하면서 조심히 사용하는 게 가장 좋습니다!

(2) 신경이 비춰보이거나 노출될 정도로 파절된 경우

대부분 신경치료를 합니다. 물론 신경이 살짝 비춰보이는 정도라면 신경치료를 하지 않고 경과를 지켜보기도 합니다. 파절된 부분을 레진으로 메꾸고 본을 채득합니다. 하지만 치아 파절이 너무 큰 경우 크라운으로 덮을 공간이 적은 경우도 생깁니다. 이 땐 신경치료 후 신경관에 기둥을 세우고 나서 이를 씌웁니다. 건축에서 기초공사를 할 때 땅에 앵커를 박는 것과 유사한 원리입니다.

(3) 잇몸 가까이까지 모두 깨져버린 경우

이렇게 심하게 파절되면 대부분은 발치를 한 뒤 임플란트를 합니다. 하지만 10대에 임플란트를 한다는 것은 너무 가혹하죠? 또한 20대 이상이라고 하더라도 치아가 깨진 것도 마음이 아픈데, 임플란트까지 해야 한다면 망연자실에 빠질 것입니다. 이런 경우 치아를 빼지 않고 치료를 할 수 있는 방법이 있는데, 바로 교정을 하는 것입니다.

교정을 통해 위의 두 번째 경우처럼 치아를 만들어주는 것입니다. 아래 엑스레이 사진을 보면 깨진 치아가 아래로 내려온 것을 알 수 있습니다.

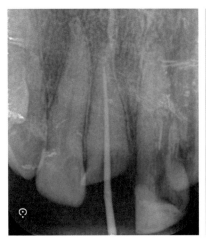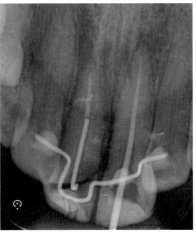

이렇게 치아를 잇몸 바깥으로 이동시킨 뒤 고정기간을 거치고 치아를 씌우는 것입니다. 보존치료 영역인 신경치료, 치아교정 영역인 정출교정치료, 보철치료 영역인 크라운치료를 합니다.

그런데 중, 고등학생이 크라운 치료를 받는다는 것은 치아에게 어떤 의미일까요? 머리말에서 언급했듯이 치아의 수명을 0부터 10까지 보고, 아주 건강한 치아를 0, 발치해야 할 치아를 10으로 간주할 때, 일반 성인의 경우 크라운 치료는 치아의 수명수치가 약 6이 됩니다. 하지만 10대의 경우는 치아의 수명수치가 약 8이 됩니다. 왜냐하면 갓 맹출한 영구치는 어른들의 영구치와 같지 않고, 설익은 감과 같은 상태입니다. 영구치는 맹출 후 침 속의 무기질과 먹는 음식 속의 칼슘 등에 의해 좀 더 단단해지는 과정을 겪습니다. 10대 때 치아를 잘 닦아야 하는 이유는 이가 썩지 않게 하는 것도 있지만, 이를 잘 닦지 않으면 치아 주변에 치태가 많이 생기게 되고, 이 치태는 무기질 등이 치아의 표면에 닿는 것을 방해하기 때문에 결국 치아가 좀 더 단단해질 수 있는 기회를 없애버리기 때문입니다. 10대 때의 자연치아는 최대한 입 안에 깨끗한 상태로 노출되어야 하기 때문에 치아를 씌우는 건 수명을 단축시키는 것과 동일합니다.

5. 학생들에게
가장 좋은 충치치료 재료는?

치과에서 충치를 치료하는 재료는 여러 가지가 있습니다. 대표적으로 예전부터 사용해오던 아말감이 있고, 글라스아이오노머, 컴포짓 레진, 골드 등도 있습니다. 각 종류별로 좋은 점이 있고, 아쉬운 점도 있습니다. 그렇다면 학생들에게 가장 좋은 충치치료 재료는 어떤 것일까요?

먼저 아말감에 대해 살펴보겠습니다.

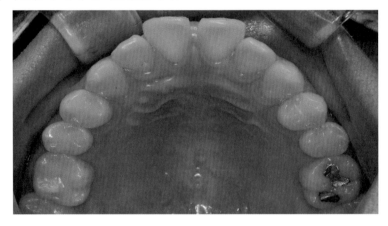

아말감은 주석, 은, 수은 등으로 이루어져있는데, 이들 재료들을 섞으면 빡빡한 반죽이 되고, 충치를 제거한 치아 홈에 넣고 다지면 굳게 되어 식사를 할 수 있게 됩니다. 아말감 치료의 역사는 굉장히 길지만, 현재까지도 수은에 대한 우려가 있는 게 사실이고, 뜨거운 커피나 국물을 마실 때 수은이 조금씩 유리된다고 알려져 있습니다.

아말감과 컴포짓 레진으로 치료받은 치아를 비교해볼 수 있는데, 자세히 보면 아래와 같습니다.

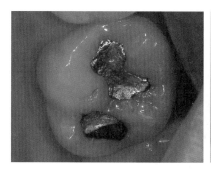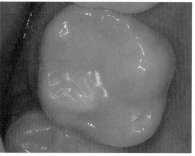

이제 레진에 대해 살펴보겠습니다.

컴포짓 레진은 충치가 생긴 부위만 선택적으로 제거한 뒤, 접착제를 바르고 흐름성이 좋은 레진이나 점성이 낮은 레진을 홈에 넣고 광선으로 굳힙니다.

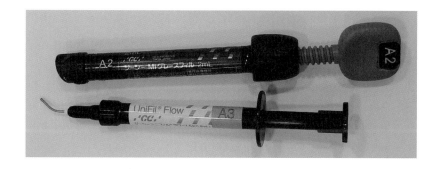

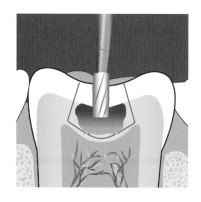

아말감과 어떤 면에서 차이가 날까요? 아말감은 반죽이 굉장히 빡빡하기 때문에 입구가 충분히 넓어야 합니다. 하지만 레진은 흐름성이 좋기 때문에 입구가 좁아도 됩니다. 또한 아말감은 바나쉬를 도포하지만 접착제 개념은 아니기 때문에 아말감과 치아 사이에 조그마한 틈이라도 생기면 이 틈을 통해 세균이 침투할 수 있습니다.

하지만 레진은 레진과 치아 사이에 접착제가 있기 때문에 아말감과 같은 세균 침투로가 없습니다.

아말감과 레진 이외에 글라스아이오노머가 있습니다.

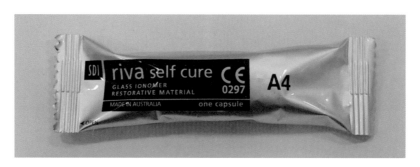

가루와 액체를 섞으면 치아색상의 글라스아이오노머가 되는데, 충치를 제거한 공간에 넣고 4분을 기다리거나(자가중합형), 광선을 쬐면(광중합형) 굳습니다. 건강보험이 적용되는 치아색 충치치료재료가 자가중합형 글라스아이오노머입니다. 하지만 이 재료의 가장 큰 단점은 씹는 힘에 약하다는 것입니다. 그래서 큰 어금니에 사용하는 경우는 거의 없고, 작은 어금니나 씹는 힘이 바로 전달되지 않는 치아 옆면에 흠집이 있는 경우 사용을 합니다. 물론 유치의 경우에는 많이 사용합니다.

아래는 치아와 치아 사이가 썩어서 한 치아는 건강보험 적용이 되는 자가중합형 글라스아이오노머로 치료를, 다른 한 치아는 컴포짓 레진으로 치료를 한 사례입니다.

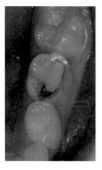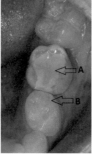

A와 B가 전혀 다른 느낌이죠? 분명히 두 치아 모두 충치치료를 했는데, 어떤 치아가 자가중합형 글라스아이오노머로 치료받은 치아일까요?

A는 자가중합형 글라스아이오노머, B는 컴포짓 레진입니다. 심미성과 강도를 생각한다면 자가중합형 글라스아이오노머보다는 컴포짓 레진이 더 우수합니다.

충치 범위가 넓은 경우 인레이 치료를 하기도 합니다.

인레이 재료는 크게 골드 인레이, 테세라 레진 인레이, 지르코니아 인레이 등이 있는데, 저는 골드나 테세라 레진으로 치료를 하고 있습니다. 실제 인레이의 모습은 아래와 같습니다.

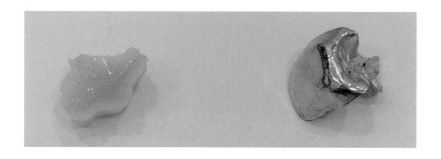

테세라 레진 인레이는 강도와 심미성이 우수해서 인레이 치료가 필요한 경우 90% 정도도 시술을 하고 있습니다. 골드 인레이는 금이기 때문에 강도가 필요한 경우에 한해 시술을 하고 있습니다. 하지만 인레이의 경우 필연적으로 치아의 삭제량이 아말감이나 컴포짓 레진이 비해 많아진다는 사실 아시나요?

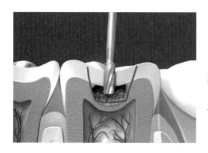

인상을 채득하고, 외부에서 만들어서 치아에 끼워넣어야 하기 때문에 입구가 넓어야 합니다. 그래서 좀 더 삭제를 해야할 수 밖에 없습니다.

다시 처음으로 돌아가서 그렇다면 학생들에게 가장 좋은 충치치료 재료는 어떤 것일까요?

정답은 컴포짓 레진입니다. 치아의 삭제량이 적기 때문인데, 이보다 더 큰 결정적인 장점이 있습니다. 아말감이나 레진 인레이, 골드 인레이 등은 치료 후 주변에 2차 충치가 생기면 기존에 떼웠던 것들을 모두 제거해야 하지만, 레진은 그렇지 않습니다. 치아와 접착제로 붙어있기 때문에 새로 생긴 충치 부위만 일부 제거한 뒤 접착제 도포 후 레진으로 치료하면 됩니다.

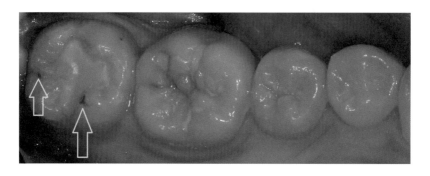

위 사진의 노란색 화살표 부위에 약간 검게 변한 부분만 선택적으로 치료하면 됩니다.

20-30대

2, 30대가 치과를 찾는 가장 큰 이유는 충치입니다. 그 다음이 치아교정이나 치아미백 또는 라미네이트 등의 심미적인 요소입니다. 이외에 턱이 아파서 오시는 경우도 많이 있습니다.

치아교정, 치아미백, 치아성형은 내용이 많아 여기에서는 약간만 다뤘고, 대부분 충치 부분에 할애를 많이 했습니다.

10대 때 충치치료를 제대로 받지 않았거나 그 당시 치료받았던 부위 주변으로 2차 충치가 생긴 경우가 많이 있습니다. 최근엔 레진이나 레진인레이 등의 강도, 색상이 예전에 비해 좋아져서 치아색상으로 치료를 많이 하는 추세입니다. 저 또한 10년 전 테세라 레진인레이로 치료받은 큰 어금니를 현재까지도 잘 사용하고 있습니다.

또한 턱관절 내용이 조금 들어가 있는데, 턱관절 질환은 스트레스에 의한 이악물기, 수면 중 이갈이에 의해 발현되는 경우가 많습니다. 물론 턱관절 관절강 내의 염증이 생겨서 통증이 있을 수 있고, 외부 충격에 의해 발현될 수도 있습니다. 턱관절이 아프다고 오셨는데, 실제 촉진을 해보니 근육이 아픈 경우도 있습니다.

제가 지금까지 치과진료를 하면서 2, 30대에게서 많이 들었던 질문들을 엮어봤습니다.

1. 칫솔질 잘하는 방법 one point!
이것부터 하세요!

칫솔질을 하는 방법은 다양합니다. 바스법, 회전법, 스틸만법, 변형스틸만법 등 등. 칫솔질 방법대로 칫솔질을 한다면 굉장히 좋겠지만, 이런 칫솔질 방법을 제대로 알고 제대로 하는 것 자체가 힘듭니다.

'칫솔질을 꼼꼼히 해야 한다.'
'칫솔질을 오래 해야 한다.'
'너무 세게 닦지 않아야 한다.'
'잇몸 마시지도 하면서 닦아야 한다.'

칫솔질에 대해서 주의해야 할 사항들은 너무 많고, 조금만 인터넷 검색을 해본다면 칫솔질에 대한 많은 내용을 알 수 있습니다. 이렇게 칫솔질에 대한 많은 정보를 손쉽게 알 수 있음에도 불구하고 제가 칫솔질에 대해 언급하는 이유는 딱 한가지만이라도 기억하고 지킨다면 칫솔질의 효과가 커지기 때문입니다.

칫솔질을 잘 할 수 있는 방법 one point!
제가 칫솔질하는 순서를 사진으로 나열했습니다.

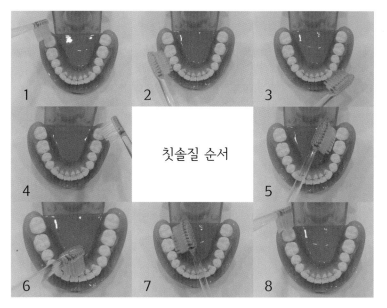

칫솔질 순서

　1번부터 8까지를 쭉 보면 치아의 바깥쪽면을 한 쪽 방향에서 다른 쪽 방향으로 이어서 칫솔질을 하고 다시 치아의 안쪽면을 한 쪽 방향에서 다른 쪽 방향으로 이어서 칫솔질을 합니다. 하지만 여기에서 가장 중요한 부분은 바로 (1)번 사진과 (4)번 사진입니다.

　1번 사진에서 맨 안쪽 어금니를 칫솔로 어떻게 닦고 있나요? 칫솔이 약 45도 정도로 세워져서 칫솔모 끝이 어금니 뒤쪽에 닿고 있습니다. 이 상태에서 좌우로 어금니 뒤쪽을 닦습니다. 그리고 나서 어금니의 볼쪽면을 닦기 시작하는 것입니다. 4번 사진도 마찬가지입니다.

　무의식 중에 칫솔질을 하면 어금니 쪽을 닦지 않고 넘기는 경우가 많습니다. 하지만 치약의 방향제로 인해 개운한 느낌이 들면서 칫솔질이 잘 된 것 같다는 착각에 빠집니다. 어금니에 치태가 그대로 남아있는데도 말입니다.

　꼭 기억하세요!
　"칫솔질의 시작을 꼭 맨 안쪽 어금니 뒤쪽 면부터 시작하세요!"

2. 치간칫솔을 사용한다면 정확하게 사용하세요.

치아와 치아 사이 잇몸이 퇴축되어 공간이 생긴 경우 이 부위를 깨끗하게 하기 위해 치간칫솔 사용을 권해드립니다. 그리고 실제 많은 분들이 치간칫솔을 사용하고 계십니다. 하지만 치과에 오셔서 구강 내를 살펴보면 치간칫솔로 칫솔질을 하셨다고 함에도 불구하고 치아 사이에 치태가 그대로 있는 경우를 많이 봅니다.

치간칫솔을 어떻게 사용하는 게 좋을까요?

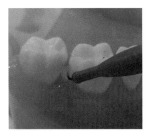 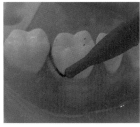 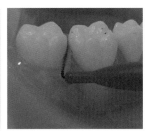

[좌측부터 1, 2, 3]

1. 치간칫솔을 치아 사이에 밀어넣고 넣었다 뺐다 왕복운동을 2번 합니다.
2. 이번엔 약간 앞 쪽으로 기울인 상태에서 왕복운동을 2회 합니다.
3. 당연히 반대방향 즉 뒤 쪽으로 기울인 상태에서 왕복운동을 2회 합니다.

너무나 당연한 것인데 무심코 놓칠 수 있는 게 있습니다. 치아는 둥글다는 점입니다. 치간칫솔은 한 번만 넣었다 빼는 게 아니라 두 번씩, 3가지 방향으로 사용하셔야 합니다.

3. 스케일링을 받고 이를 잘 닦아도 아래 앞니 사이에 치석이 많이 생기는 이유, 그리고 해결방법은?

스케일링은 치아에 붙어 있는 치석, 치태를 제거하는 시술입니다. 하지만 치석을 제거해도 치석이 자꾸 자꾸 생기는 부분이 있는데, 바로 아래 앞니 사이입니다. 좀 더 구체적으로 앞니 앞 쪽보다는 뒤 쪽(혀 방향)에 많이 생깁니다.

치석은 한 번 생기면 칫솔질로는 제거가 되지 않고, 세균들이 치석에 달라붙어서 염증을 일으키고, 이 염증은 잇몸을 붓게 만들고, 이 닦을 때 피가 나게 만듭니다. 결국 치조골이 녹으면서 black triangle이 생깁니다.

도대체 왜 앞니 사이엔 치석이 잘 생기는 것이고, 이를 방지하기 위한 방법은 무엇일까요?

무기질이 많은 설하선 유래 침

혹시 하품하다가 입에서 액체가 쭉 나간 것을 경험하신 적 있으신가요? 이 액체는 침인데, 혀 밑 좌, 우에 있는 설하선에서 나온 것입니다. 설하선에서 나온 침에는 다른 곳에 비해 무기질 성분이 많이 있는데, 하필 그 침이 나와서 저류될 수 있는 곳이 아래 앞니 뒤 쪽입니다.

아래 앞니는 시간이 지남에 따라 틀어질 가능성이 높습니다. 예전엔 가지런했던 앞니가 점점 틀어지는 경우가 많이 있습니다. 치아는 시간이 지남에 따라 점점 앞 쪽으로 이동을 하는데, 이 때 치아와 치아 사이 맞닿는 곳에서 약간이라도 어긋나면 치아가 뒤틀어지는 것입니다.

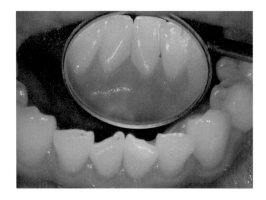

뒤틀어지면서 대부분 치아 안쪽에 사진처럼 넓은 공간이 생겨 치석이 더 잘 생깁니다. 이렇게 잘 생길 수밖에 없는 하악 전치의 치석 생성을 예방할 수 있는 방법은 무엇일까요?

칫솔질만으로는 부족합니다. 이 땐 꼭 치실을 사용해야 합니다. 하루에 한 번 만이라도 꼭 치실로 치아와 치아 사이를 닦아줘야 합니다. 그리고 앞니가 뒤틀어져 침이 저류되기 쉬워진 환경을 없애줘야 합니다. 그것을 해결할 수 있는 방법이 바로 앞니부분교정입니다.

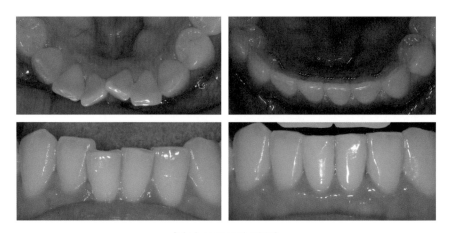

[앞니 부분교정 전후]

치아를 가지런하게 하는 게 단순히 치아를 예쁘게 배열하는 것으로 끝나지 않고 잇몸도 건강하게 만들어줄 수 있습니다.

4. 결혼을 계획하고 있다면
"이것"도 계획하세요!

　여성이 결혼을 한 뒤 임신을 한 상태에서 치과에 오는 경우가 있습니다. 가장 안타까운 경우는 치통이 심한데 임신 2~3개월이어서 약을 못 먹겠다는 경우입니다. 너무 심한 통증이 있다면 마취제를 최소량 사용하면서 충치치료 또는 신경치료를 합니다. 물론 이 경우 임산모가 치과에 대한 극심한 두려움을 가지지 않아야 합니다. 하지만 안쪽 잇몸이 탱탱하게 부어서 오는 경우는 적극적으로 치료하기가 꺼려집니다. 일반인의 경우 잇몸이 부어있을 때 항생제를 사용한 뒤 부은 게 사라지면 치주치료를 하는데, 임산모에게 항생제 투여는 조심스럽기 때문입니다. 더군다나 임신 초기엔 더, 더욱 그렇습니다.

　결혼을 하기 전에 치과에 가서 꼭 이것만은 해결해야 할 것들은 어떤 게 있을까요?

　(1) 잇몸이 염증 없이 깨끗해야 합니다.

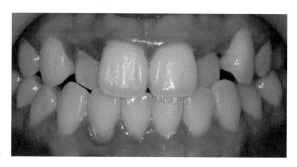

　치석과 치태로 인해 잇몸에 염증이 있다면 결혼 전에 꼭 스케일링과 동시에 칫솔질 교육을 받고, 그대로 실천하는 게 필요합니다. 임신성 치은염이라고 이름이 붙

여진 질병이 있을 정도로 임신을 하게 되면 이전에 없던 잇몸 염증이 생기기도 하기 때문에, 잇몸 염증은 모두 제거되어야 합니다.

(2) 뺄 치아는 과감하게 빼세요

치아나 잇몸에 약간의 통증이 있더라도 그냥 무심코 지나가는 경우가 있습니다. 전신적으로 건강하다면 큰 문제가 없는 경우도 있지만, 항상 그런 것은 아닙니다. 간혹 얼굴이나 잇몸이 많이 부어서 치과에 오는 경우가 있는데, 만약 임신 1기라면 어떻게 해야 할까요? 대부분의 임산부들께서 말씀하시길 '조금 부었는데, 피곤해서 그런가보다. 이를 좀 꼼꼼히 안 닦아서 그런가보다. 라고 대수롭지 않게 여겼다'는 것입니다. 치아나 잇몸에 통증이 있다고 해서 무조건 치아를 뽑아야 하는 것은 아닙니다. 하지만 아래 엑스레이 사진에서 보이는 것처럼 오른쪽 위 치아의 경우 급성증상이 없다고 하더라도 언제든지 잇몸이 부을 수 있는 상태이기 때문에 치아를 빼는 게 좋습니다.

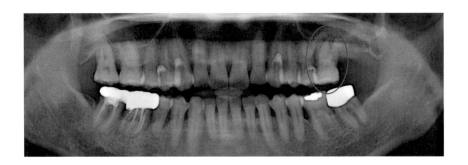

(3) 사랑니 체크하세요!

잇몸 염증 때문에 얼굴이 붓는 경우도 있지만 사랑니 주변 잇몸 때문에 고생하는 경우도 있습니다. 사랑니는 보통의 사람들이 가지고 있는 치아 총 28개 이외에 맨 안쪽에 하나 더 존재하는 큰 어금니인데, 악궁이 큰 즉 얼굴이 큰, 자세히 말하면 치조골의 면적이 앞 뒤로 넓은 사람은 사랑니가 맹출할 공간이 충분하기 때문에 보통의 치아처럼 잘 맹출하고 별다른 말썽을 부리지 않습니다.

하지만 다음과 같은 경우는 이야기가 달라집니다.

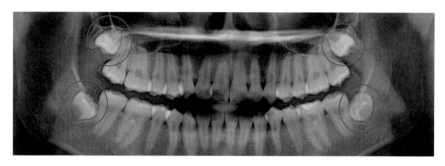

사랑니는 위 아래, 좌우 맨 끝에 있는 치아인데, 맹출할 공간이 부족해서 미처 잇몸 바깥으로 나오지 못하거나, 공간 부족으로 맹출 방향이 바뀌어 앞 치아에 걸려서 나오지 못하는 경우도 있습니다. 특히 후자의 경우, 엑스레이 사진에서 왼쪽 아래 있는 사랑니로 인해 앞 치아와의 경계 부위에 음식물이 끼고 염증이 나타날 가능성이 큽니다. 모든 사랑니를 꼭 뽑아야 하는 것은 아니지만 이런 경우라면 결혼 전에 발치하는 게 좋고, 결혼 후 임신 계획이 있다면 임신 계획에 사랑니 발치도 포함시켜야 합니다.

(4) 충치치료

10대 때 충치진행은 굉장히 빠르기 때문에 충치 진행에 따라 통증이 바로바로 나타납니다. 하지만 성인의 경우는 그렇지 않습니다.

아래와 같은 치아를 가진 분이 결혼을 계획하고 있다면 어떻게 해야 할까요?

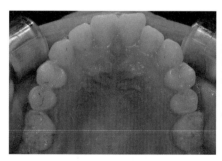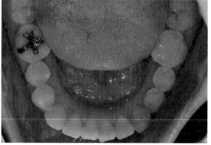

왼쪽 사진의 위 치아 상태는 전체적으로 좋아보입니다. 치아 중간중간에 약간씩

검은 선이 보이지만 충치가 건조해보이기 때문에 정지성 우식으로 추정이 되어 치료가 당장 필요해 보이지는 않습니다.

오른쪽 사진 즉 아래 치아 역시 전체적으로 좋아보입니다. 사진 기준으로 오른쪽 맨 위쪽 치아의 경우 약간의 갈색선이 있지만 이 역시 정지성 우식으로 추정됩니다. 하지만 왼쪽에서 두 번째 치아는 아말감 부위를 한 번 체크해봐야 하겠습니다.

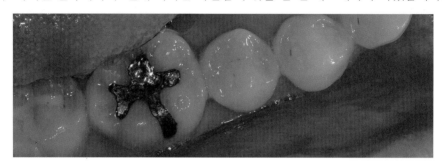

아말감 주변 치아를 확대한 사진입니다. 먼저 아말감 가장자리에 파절은 보이지 않습니다. 아말감이 파절되어 있으면 이 부위로 100% 충치가 생기기 때문에 바로 치료받는 게 좋습니다. 하지만 이 아말감은 건전하기 때문에 치료가 필요없을 가능성이 높습니다. 두 번째 체크해야 할 부분은 아말감 주변의 변색 여부입니다. 변색이 되어있다면 충치 이환 가능성이 높기 때문에 미리 치료받는 게 좋습니다.

(5) 뿌리 끝에 염증이 남아있는지

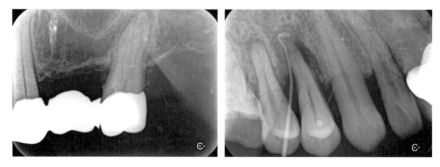

왼쪽 사진에서 오른쪽 치아 뿌리 끝 부분에 약간의 염증이 보입니다. 당장은 통증이 없더라도 전신적으로 면역력이 떨어지는 경우 염증의 활동성이 증가되어 염

증이 커질 수 있습니다.

 오른쪽 사진을 보면 잇몸 바깥으로 고름이 나와서 고름이 나오는 구멍에 방사선 불투과성 재료를 넣고 엑스레이 사진을 찍은 것입니다. 방사선 불투과성 물질이 치아 뿌리 끝부분까지 들어간 걸 확인할 수 있습니다. 이 땐 빨리 신경치료와 동시에 잇몸치료를 받아야 하지만, 발치를 해야 하는 경우일 수도 있습니다.

1. 치과마다 충치 개수가
다른 이유는?

충치가 있어서 치과에 갔더니 어떤 치과에서는 5개 치료를 해야 한다고 하고, 다른 어떤 치과에서는 2개만 치료하면 된다는 이야기를 들었다면 어떤 치과가 좀 더 양심적이고, 좀 더 윤리적이고, 좀 더 실력있는 곳일까요?

뉴스타파 목격자들이라는 프로그램에서 아래와 같은 내용으로 방송을 한 적 있습니다.

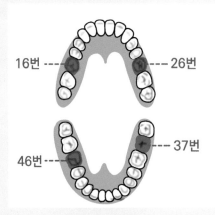

서울 5개 구 10개 치과 충치 진단 결과

치과 명	진단
노원구 'ㅅ'치과	37번 충지 진단
노원구 'ㅌ'치과	37번 충지 진단
광진구 'ㅇ'치과	16번, 26번 37번, 46번 충치 진단
광진구 'ㄱ'치과	16번, 46번 충치 진단
마포구 'ㄷ'치과	37번, 26번 충치 진단

치과마다 충치의 진단이 다르게 나온 것입니다. 일치한 곳도 있고, 불일치한 곳도 있습니다. 진료를 받으려고 치과에 방문한 사람 입장에서는 카오스에 빠집니다.

그렇다면 여러 치과의 충치 진단 결과가 모두 틀린 것일까? 아니면 모두 맞는 것일까? 제가 직접 본 게 아니라 정확하게 글을 쓸 수는 없지만, 이런 현상이 나타나는 가장 큰 원인은 치아에 있는 충치가 현재 진행성인지 정지성인지를 판단하는 기준이 치과의사마다 다르기 때문입니다.

(1) 진행성 충치

충치 중에서 현재 지금 이 순간에도 충치가 진행중인 경우가 있습니다. 진행 중인 충치는 좀 더 촉촉합니다. 수분크림을 바른 피부같다고나 할까요?

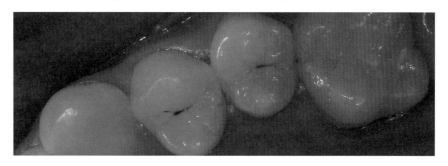

위 작은 어금니에 검은색으로 충치가 있습니다. 제가 보기엔 촉촉한 충치입니다. 이런 충치는 현재 진행성이기 때문에 꼭 치료를 해야 합니다.

(2) 정지성 충치

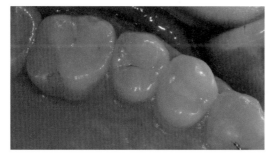 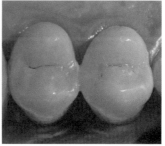

진행성 충치에 비해 이런 경우 정지성 충치일 가능성이 높고, 충치치료를 일단 보류할 수 있습니다. 충치가 있는 부위가 건조해 보입니다.

충치는 충치균에 의해 치아라는 무기질이 파괴되는 질환인데, 치료가 필요하느냐라는 관점에서 보면 몇 가지로 나눠서 생각해볼 수 있고, 이런 부분에 대한 판단이 치과의사마다 조금씩 다르기 때문에 치과마다 충치개수가 달라지게 되는 것입니다.

그렇다면 어떻게 내 입 안에 있는 치아의 충치가 진행성인지 정지성인지 알 수 있을까요?

알기 어렵습니다. 하지만 기준점은 있습니다. 이제부터 치아에 충치가 있다면 연령에 따라, 다음과 같은 기준으로 치료받으시면 좋겠습니다.

(1) 10대 이하라면?

보이는 모든 충치를 치료 받아야 합니다. 예외가 있긴 합니다. 초기 충치로서 아직 검은 색으로 변하지 않은 약간 탈회만 된 경우인데, 이 경우 색상이 검지 않고 하얗기 때문에 검은 색으로 보이는 모든 충치를 치료받아야 합니다. 10대 때의 치아는 아직 재광화과정을 겪지 않았기 때문에 충치의 진행속도가 빨라서 거의 모든 충치가 진행성이라고 봐야 합니다.

(2) 20대 ~ 30대라면?

진행성 충치와 정지성 충치가 혼재되어 있습니다. 충치 부위가 촉촉하고, 치과용 기구로 긁었을 때 긁힌다면 진행성이기 때문에 꼭 치료받아야 합니다. 만약 충치 부위가 건조하고, 치과용 기구로 긁히지 않는다면 치료받지 않아도 됩니다. 하지만 꼭 정지성 충치로 의심되는 치아의 엑스레이 사진과 함께 임상 카메라 사진을 찍어봐야 합니다. 그래야 6개월 뒤, 1년 뒤 이전 치아 사진을 보면서 비교해볼 수 있기 때문입니다.

내 치아를 카메라로 사진을 찍어서 보관을 해주는 치과를 가서 사진을 찍어놓고, 일단 치료를 보류한 뒤, 6개월, 1년, 2년 이렇게 추적하는 것입니다. 만약 충치가 커지는 게 눈으로 확인된다면 충치치료받는 게 정답이죠.

(3) 40대 이상이면?

40대 이상인 경우에 새로 생기는 충치는 거의 없습니다. 치아에 검은 선이 보인다면 대부분 정지성 우식일 가능성이 큽니다. 하지만 40대 이상이라도 충치질환에서 완전히 자유로운 것은 아닙니다. 이전에 충치치료를 받았던 치아가 있다면 이 치아에서 2차 충치가 발생될 가능성이 큽니다. 치아 입장에서 보면 이미 한 차례 외부로부터 내부가 공격당한 것이기 때문에 이전에 공격당하지 않은 치아에 비해 약할 수 밖에 없습니다. 40대 이상의 분들은 대부분 이전 충치치료받은 치아를 재치료하는 경우가 많습니다.

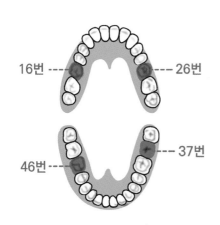

서울 5개 구 10개 치과 충치 진단 결과

치과 명	진단
노원구 'ㅅ'치과	37번 충치 진단
노원구 'ㅌ'치과	37번 충치 진단
광진구 'ㅇ'치과	16번, 26번 37번, 46번 충치 진단
광진구 'ㄱ'치과	16번, 46번 충치 진단
마포구 'ㄷ'치과	37번, 26번 충치 진단

처음에 나온 영상 속 한 컷을 다시 보겠습니다.

공통적으로 가장 많이 나온 충치치료가 필요한 치아는 #37입니다. 두 번째로 많이 나온 충치치료가 필요한 치아는 #16, #26, #46입니다. 위의 자료만 봤을 때 #37은 진행성 우식일 가능성이 크며, #16, 26, 46 치아는 진행성일 수도, 정지성일 수도 있습니다.

tip. 충치치료 받는 요령

충치가 있다고 진단받으면 가장 급한 것부터 치료의 순서를 정하는 게 좋습니다. 가장 급한 것부터 치료를 받은 뒤 진행성인지 정지성인지 애매할 땐 사진을 찍어놓고 6개월마다 체크한 뒤 치료 진행 여부를 결정합니다.

2. 아말감은
정말 안 좋나요?

아말감은 예전부터 사용해오던 충치치료 재료입니다. 이런 아말감의 최대 단점은 시술 중, 시술 후 수은이 유리되는 것과 2차 충치에 취약하다는 점입니다.

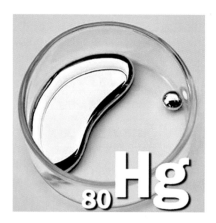

먼저 수은에 대해 알아보겠습니다.

아말감은 수은, 은, 주석이 주성분으로 이루어졌습니다. 예전에는 가루와 수은을 직접 손으로 섞어서 만들어 사용했는데, 최근엔 캡슐 안에 가루와 수은이 들어가 있는 상태로 기계로 혼합해 사용해야 하는 것으로 법이 개정되었습니다. 이유는 수은이 치과 내 공기 중으로 많이 퍼지기 때문입니다. 아말감 치료를 많이 하는 치과 내부는 수은이 공기 중에 많이 있을 수 밖에 없습니다. 보통 사람들이 수은을 가까이 하는 경우는 거의 드뭅니다. 굳이 찾고자 한다면 수은 온도계 정도일 것입니다.

그런데 수은 증기가 떠다니는 치과에서 입을 벌리고 이 사람, 저 사람 모두 치료를 받고 있다면 어떨까요? 예전에는 충치치료를 할 때 충치를 제거한 치아의 빈 공간을 메꾸는 재료가 한정되었기 때문에 아말감을 사용했던 것이지, 아말감이 최선이어서 사용을 한 것은 아닙니다.

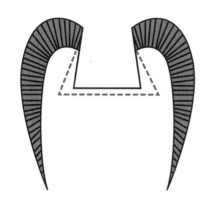

두 번째 2차 충치에 취약합니다.

2차 충치란 아말감과 치아가 맞닿는 부위에 추가로 생긴 충치를 말합니다. 일반적인 충치치료 재료는 치아와 접촉되는 부분에 접착제를 도포합니다. 하지만 아말감은 충치를 제거한 구멍(아래쪽이 위쪽보다 넓은 구멍)에 다져넣는 식으로, 굳은 후 빠져나오지 않도록 기계적 유지력만으로 버팁니다.

필연적으로 아말감과 치아 사이 경계면으로 세균이 침입할 가능성이 크고, 이 경계면의 아말감이 얇은 경우 조금 깨질 수 있는데, 깨진 틈으로 세균이 침투합니다.

지금도 아말감으로 충치치료를 하는 치과는 많이 있습니다. 하지만 한 사람이 치과에 잠깐 들러서 몇 개의 치아를 아말감으로 치료받고 치과를 떠난다면 치과 내 공기 중엔 수은 증기가 남아있을 것이고, 이 분이 뜨거운 물이나 차를 마실 때 굳어 있던 아말감에서는 수은이 미량이지만 유리될 것입니다. 한 사람이 아니라 여러 사람이 치과에 잠깐 들러서 아말감 치료를 받는다면 치과엔 수은 증기가 좀 더 많이 떠다닐 것입니다. 수은의 환경적 폐해는 상당합니다.

저는 아말감으로 치료를 하지 않은지 10년이 넘었습니다. 아말감 치료는 건강보험적용이 되어 저렴한 술식일 뿐이지 더 좋은 이점은 없기 때문입니다. 제가 하루 종일 진료하고 있는 치과 공간이 쾌적하면 좋겠고, 치과에 오시는 모든 분들 역시 이런 쾌적한 환경에서 필요한 진료를 받으시면 좋겠습니다.

3. 치료받았던 아말감,
모두 다시 치료해야 하나?

어떤 치과치료를 받았더라도 충치를 제거한 뒤 그 부위를 메꾼 재료는 내 치아가 아니라 인공물질입니다. 이 인공물질은 치아와 한 몸이 될 수 없고, 경계면이 가장 취약하기 때문에 이 부분에서 충치가 새로 발생됩니다.

아말감을 제외한 나머지 충치치료재료는 대부분 접착의 개념을 사용하기 때문에 경계면이 무방비상태로 열려있는 게 아니지만, 아말감의 경계는 대부분 약간씩 열려있을 가능성이 큽니다.

아말감은 굳으면서 약간 팽창을 하는데, 이 팽창력이 경계면의 틈을 메꾸지만, 식사를 하는 동안 아말감은 탄성이 없어서 힘이 집중되는 곳에서 파절이 나타날 가능성이 크고, 특히 경계면에서 아말감이 치아에서 약간 들뜨기도 하면서 깨지기 쉬운 환경이 됩니다.

이런 점 때문에 치과에 가서 충치검진을 받을 때, 아말감 치료를 받았던 치아를 다시 치료받아야 하겠다는 이야기를 레진이나 인레이 치료를 받았던 치아에 비해 많이 들을 수 밖에 없습니다.

다음 사진의 #16 치아는 아말감 주변에 충치가 많이 진행되어 레진으로 치료를 한 뒤의 상태입니다. 자연스럽고 DSLR로 자세히 찍어서 보더라도 매끈합니다. 반면에 #26 치아는 아말감이 반대편 치아와 동일하게 있었지만 충치치료를 하지 않기로 했습니다.

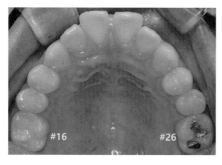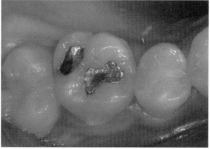

#26 치아를 자세히 보면 위의 우측 사진과 같습니다. 아말감과 치아 사이 경계부 위의 아말감이 치아에서 약간 떠보이기는 하지만 깨진 부위가 없고, 충치가 많이 이환되어 보이지 않아 좀 더 지켜보기로 했습니다.

아래와 같은 경우라면 어떨까요?

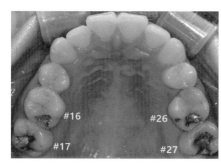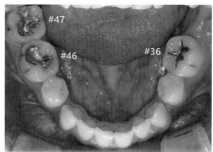

좌측 사진은 상악 치아의 교합면을 촬영한 것인데, 이 중 큰 어금니 4개 치아 모두 아말감 치료가 되어 있습니다. #16, #17, #26, #27 중 어느 치아가 가장 많이 썩어보이나요? 겉으로 보이는 것으로만 보면 #27이 가장 많이 썩어보입니다. 아말감 주변 치아의 색상이 검게 변해버렸는데, 이유는 치아 내부가 썩어 빈 공간이 된 부분에 그림자가 생겼고, 이게 얇아진 치아를 통해 비춰보이기 때문입니다.

우측 사진은 아래 치아의 교합면을 촬영한 것인데, #46, 47 치아의 아말감 주변 색상이 약간 검게 변해있습니다. 그런데 #36은 상대적으로 아말감 주변이 치아색 상을 띄고 있습니다. 이런 경우 치료의 우선순위에서 #36 치아는 밀리게 됩니다.

아말감으로 치료받았다고 해서 그 치아 모두를 무조건 치료 받아야 하는 게 아닙니다. 아말감 재치료는 아말감 가장자리가 깨져 있는지, 아말감 주변 치아의 변색이 나타났는지, 식사할 때 약간 시큰거린다는지 등의 증상 여부와 함께 x-ray 진단에 따라 결정됩니다.

4. 어렸을 땐 충치가 생기면 아팠는데,
지금은 충치가 있어도 안 아파요!

　어린 아이들이나 초등학생, 중고등학생 중에는 치아가 아프다는 통증을 호소하는 경우가 종종 있습니다. 물론 성인도 치아통증을 호소하는 경우가 있습니다. 하지만 10대에 비하면 통증호소 빈도가 낮습니다. 똑같은 충치인데, 어떤 충치는 아프고, 다른 어떤 충치는 아프지 않은 것일까요?

　질환은 급성질환과 만성질환으로 분류할 수 있습니다. 독감이 걸리거나 눈 주위가 갑자기 부었거나, 관절의 통증이 갑자기 나나타는 경우 등이 급성질환입니다. 급성질환은 이제까지 없던 증상이 갑자기 나타나는 질환입니다. 하지만 만성질환은 그렇지 않습니다. 고혈압이나 당뇨병이 그렇습니다. 분명 우리 몸이 가지고 있는 질병이고, 합병증 또한 많지만 당장 바깥으로 드러나는 증상이 없습니다. 증상이 없다가 외부로 표출되는 경우가 있긴 합니다.

　충치질환 역시 마찬가지입니다.
　10대의 충치는 급성 질환에 속합니다. 충치의 진행속도가 빠르기 때문에 치아의 최외층 법랑질을 뚫고 상아질까지 짧은 시간 내에 도달됩니다. 우리 몸은 자체 방어기전이 있는데, 치아 역시 마찬가지입니다. 충치균이 치아를 뚫고 들어오면 내부 신경관에서 방어를 하기 시작합니다.

　다음의 좌측 사진(88pg 참고)을 보면 치아 내부에 검은 색 공간이 보입니다. 이 공간에 신경과 혈관이 혼재되어 있는데, 외부에서 충치와 같은 자극이 치아 내부로 들어오면 이 공간의 위쪽 벽에 무기질을 침착시면서 방어막이 형성됩니다. 결국 내부의 큰 검은 색 공간이 작아집니다.

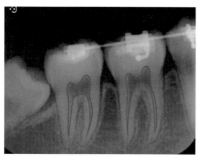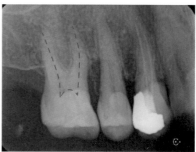

결국 위의 오른쪽 사진처럼 신경관 내부가 줄어듭니다.

치아는 이렇게 자기방어 기전을 가지고 있는데, 10대 때는 영구치가 치조골에서 바깥으로 나온지 얼마되지 않아서 치아가 덜 단단하기 때문에 충치균으로부터 침투당하기 쉽고, 충치의 진행속도가 빠르기 때문에 치아의 자기방어기전이 작동되기 전에 신경 가까이까지 충치균이 도달하게 되어 통증을 쉽게 느끼게 되는 것입니다. 그래서 이 때의 충치는 급성질환에 속합니다.

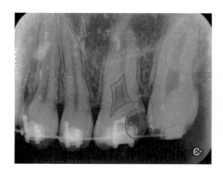

왼쪽 사진에서 보면 신경관의 크기는 정상적인데, 충치가 많이 진행되어 깨져버린 것을 볼 수 있습니다. 성인의 경우 이런 현상은 잘 나타나지 않습니다.

이제 성인의 경우를 살펴 보겠습니다.

성인은 영구치가 입 안으로 맹출하고 나서 재광화를 겪은 후의 치아를 가지고 있습니다. 즉 아이들의 치아보다 훨씬 더 단단한 치아를 가지고 있는 것입니다. 그래서 충치가 조금 있더라도 대수롭지 않게 여기고 치료를 미루게 됩니다. 실제로 치료를 미루다가 10년, 20년이 훌쩍 지나가기도 합니다. 간혹 도중에 아픈 경우도 있지만 말입니다.

재광화가 된 영구치는 외부의 자극에 잘 견딜 수 있도록 단단합니다. 충치균이 침범하더라도 충치가 번지는데 시간이 꽤 소요됩니다. 굉장히 오랜기간 진행되기 때문에 치아의 방어기전 역시 효과적으로 나타납니다. 그 결과 신경관이 줄어들게 됩니다.

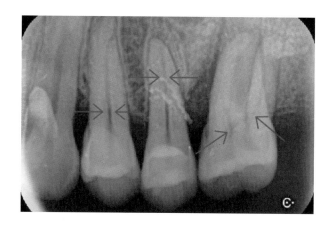

실제 50대의 치아 사진입니다. 전체적으로 신경관이 줄어들어 있습니다.

5. 앞니 충치는
잘 안 보이는 경우가 많아요.

치과에 충치치료를 하러 오시는 분들의 경우 대부분은 치아가 깨졌거나, 아래 치아의 씹는 면의 검은 점이나 선을 보고 오십니다. 하지만 앞니 사이는 충치가 있어도 모르는 경우가 많습니다. 앞니는 눈으로 쉽게 볼 수 있는 곳이지만, 앞니 사이, 특히 안쪽으로 충치가 진행되면 통증이 나타나기 전까지 인지하지 못합니다.

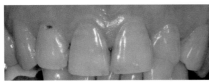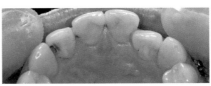

[좌측부터 치료 전 사진1, 2]

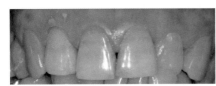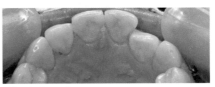

[좌측부터 치료 후 사진3, 4]

치료 전 사진1의 앞니 모습을 보면 왼쪽 두 번째 치아에 약간 검은 색이 있는 걸 제외하고는 큰 문제가 없는 것처럼 보입니다. 하지만 실제 안쪽의 모습을 보면 전혀 다른 모습입니다. 치료 전 사진2를 보면 치아와 치아 사이에도 충치가 있고, 군데군데 검게 변해버렸습니다.

치료 후의 모습(사진3, 4)을 보면, 이전에 비해 많이 깔끔해졌죠? 하지만 사진1과 3을 비교해보면 알 수 있듯, 치아 앞모습에선 큰 차이가 없습니다.

앞니의 경우 직접 눈으로 살펴보기 어렵습니다. 그래서 이상이 없더라도 정기적으로 치과에 가서 검진을 받는 게 중요합니다. 위의 경우 이 시기를 놓치고 쭉 지냈다면 신경치료를 받아야 했을 수도 있습니다.

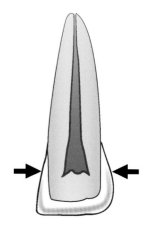

치아의 측면 부위의 신경관은 약간 뾰족하면서 길게 퍼져있는데, 그만큼 충치가 신경까지 도달할 수 있는 거리가 짧아서 신경치료 가능성이 높습니다.

6. 우리 치아를 메꾸는 금은
100% 순금일까?

예전부터 치과 재료로 가장 많이 사용되는 금속이 금입니다. 현재는 금을 대체할 수 있는 재료의 개발로 사용량은 점점 줄어들고 있지만, 금으로 꼭 치료받아야 하는 경우도 있습니다.

예전에는 치과에서 충치를 제거하고 금박을 그 공간에 넣고 다져넣기도 했습니다. 이 땐 금의 순도가 100%였습니다. 하지만 커다란 공간에서는 사용하기 힘들고, 작은 공간에만 약간 충전한다는 생각으로 치료가 이루어졌습니다.

순금은 이로 깨물면 깨문 자국이 생길 정도로 연성과 전성이 뛰어납니다. 이런 순금으로 치아 크라운을 하면 어떻게 될까요? 몇 번 씹으면 금의 형태가 문드러질 것입니다. 그래서 금에 여러 원소들을 섞어서 금의 성질을 유지하면서 씹는 힘에도 견딜 수 있도록 합니다.

먼저 금하면 떠오르는 게 골드크라운입니다.

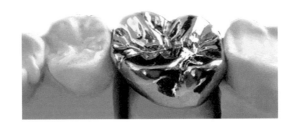

대체적으로 많이 사용하는 골드크라운용 금합금의 금 함량은 몇 %일까요?

K46 | 경제성을 고려하여 귀금속함량을 줄였음에도 기능성이 매우 우수한 A-Type합금

성분	Au	Pd	기타
%	46	4.5	49.5

구분	항복강도	연신율	밀도	용융구간
-	280MPa	11.64%	12.59g/㎤	1016.89℃/1030.86℃

46%입니다. 좀 더 골드 함량이 높은 것도 있습니다. 그럼 나머지 54%는 어떤 재료가 들어가있을까요? Pd, 기타로 적혀있는데, 기타의 재료는 은, 구리, 아연, 인듐, 이리듐, 주석 등이 있습니다.

다음으로 많이 사용되는 것이 골드인레이입니다.

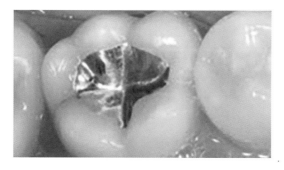

골드인레이의 금 함량은 크라운 비해 높습니다. 대개 83~86% 함량입니다. 크라운이 치아를 감싸고 있기 때문에, 강도가 높아야 하는 반면에 인레이는 치아에 둘러싸여 있기 때문에 골드의 주성질이 높은 연성, 저성 성질을 이용합니다.

K83

심미적인 골드 색상과 물리적인 성질면에서
인레이용 합금에서 요구되는 모든 조건을 갖춘 우수한
Inlay & Onlay 합금

성분	Au	기타		
%	83	17		

구분	항복강도	연신율	밀도	용융구간
-	171MPa	34.52%	17.2g/cm^3	945.82℃/983.245℃

이외에도 백금 크라운, PFG 등이 있지만, 최근에는 지르코니아의 개발 및 상용화, 치료 후 좋은 예후성 때문에 점차적으로 금 사용의 비중이 낮아지고 있습니다.

7. 사용하던 금니가
빠졌을 때.

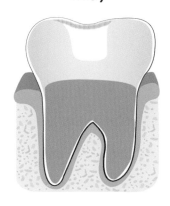

Inlay

금니는 흔히 골드인레이 또는 골드크라운을 말합니다. 여기에서는 골드인레이를 중심으로 말씀드리고자 합니다.

골드인레이란 어떤 것일까요?
충치가 생긴 치아의 일부를 삭제한 뒤, 본 뜬 것을 토대로 금으로 삭제된 곳을 복원해주는 충치치료 중 하나입니다.

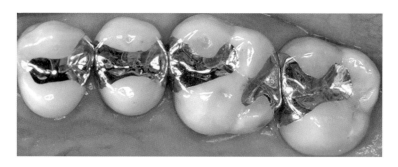

골드인레이를 치아에 위치시켜 움직이지 않게 하기 위해서 치과용 접착제를 사용합니다. 접착제라고 말하고는 있지만, 엄밀히 말해서 접착보다는 골드인레이와 치아 사이의 얇은 빈 공간을 메꿔주는 재료라고 보면 됩니다.

하지만 반대쪽 치아와 어긋나게 맞물리거나, 골드인레이 가장자리가 살짝 들뜨거나, 치아 내부에 충치가 완전히 제거되지 않은 경우 이 접착제가 살짝 깨지면서 녹게 됩니다. 접착제가 녹게 되면 빈 공간이 생기기 때문에 예전엔 시리지 않았는데 갑자기 시리다거나, 찌릿찌릿한 통증이 나타나기도 합니다. 이런 증상이 지속적으로 나타나면 당연히 치과에 가서 검진을 받고 미리 재치료를 받을 수 있는데, 현실은 그렇지 않습니다. 이런 증상은 짧으면 몇 시간, 길더라도 수일 안에 사라집니다.

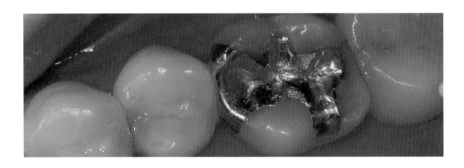

증상이 지속될수록 내부의 접착제는 사라지고, 동시에 골드인레이 안쪽에서 충치가 진행됩니다. 그래서 위의 사진처럼 골드인레이 주변 치아 색상이 달라지게 되지만, 집에서 입 안을 특히 위 어금니를 들여다보면서 확인하는 건 너무 어렵습니다.

이렇게 혼자서는 확인하기가 너무 어렵기 때문에, 한 달에 한 번 또는 3달에 한 번 정도 자각증상이 나타난 걸 대수롭지 않게 여기다가 어느 순간 밥을 먹거나, 떡을 먹을 때 골드인레이는 쑥 빠지게 됩니다.

골드인레이가 치아에서 분리가 되어 떨어져 나갔을 때 가장 최악의 경우는 나도 모르게 골드인레이를 씹어버리는 것입니다. 골드인레이의 형태가 변형되면 이 땐 무조건 재치료를 받아야 합니다.

하지만 형태가 온전히 보존된다면 어떻게 하면 될까요?

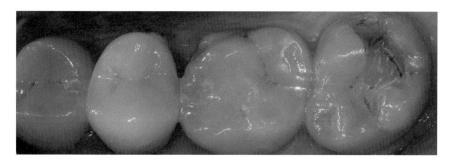

가장 중요한 건 골드인레이가 빠지고 난 뒤 치아내부의 상태입니다.

위의 같은 상태로 치과에 오셨습니다. 치아 안쪽을 보니 접착제 일부가 남아있습니다. 또한 충치가 보입니다. 이럴 땐 무조건 재치료를 합니다. 만약 반대로 치아 안쪽 상태가 괜찮다면 당연히 기존 골드인레이를 다시 부착해야겠죠?

tip. **빠진 골드인레이를 다시 붙을 땐**

골드인레이가 빠졌다는 건 접착제가 녹았다는 것이고, 이 상태에서 그대로 다시 부착만 한다면 다시 접착제가 녹을 가능성이 높습니다. 그리고 치아 내부 상태가 좋았던 이전과 달리 치아 내부가 썩을 가능성이 있습니다. 그래서 골드인레이가 빠졌다면 꼭 원인에 대한 처치도 필요합니다.

8. 잇몸에 갑자기
혹이 생겼어요!

피곤하면 얼굴에 뾰루지가 생길 수 있습니다. 잇몸 역시 피곤하면 궤양이 생깁니다. 하지만 잇몸에 피부에서 나는 뾰루지가 났다면 약간 심각한 상황입니다. 이 뾰루지를 손으로 눌렀더니 사라졌다고 말씀하는 분이 계시기도 합니다. 하지만 얼마 지나지 않아 다시 그 자리에 뾰루지가 다시 생기고 맙니다.

모든 증상은 근본 원인이 무엇인지를 찾아내고, 이 원인을 해결할 수 있다면 그렇게 해야 사라질 수 있듯이 잇몸에 갑자기 생긴 혹 역시 근본 원인을 제거해야 재발하지 않습니다.

아래와 같이 잇몸에 혹이 생겼습니다.

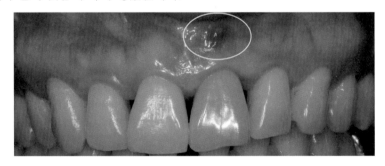

잇몸에 염증이 심하지 않습니다. 치아 내부 신경이 변성되어 변성된 신경이 치아 뿌리 끝부위에 염증을 유발한 경우로 유추할 수 있습니다.

그런데 뿌리를 감싸고 있는 치조골 바깥으로 혹이 어떻게 생길 수 있었을까요?

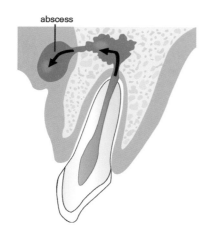

염증이 점점 더 커지다가 얇아진 치조골을 뚫고 바깥으로 나온 것입니다. 그래서 혹을 손으로 쭉 눌러서 제거하면 며칠 괜찮다가 안쪽에 있는 염증이 바깥으로 나오면 다시 혹이 생기길 반복하는 것입니다. 이럴 땐 바로 치과에서 신경치료를 받아야 하고, 심한 경우 치주질환과 결합되어 치주치료까지 받아야 할 수 있습니다.

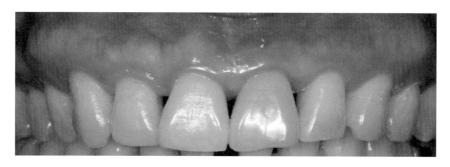

위의 경우 신경치료를 진행을 했고, 사진처럼 혹이 거의 사라졌습니다.

잇몸에 혹이 생기는 경우를 자주 접합니다. 이 때도 마찬가지로 신경치료를 통해 혹을 제거, 치료 할 수 있었습니다.

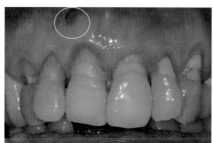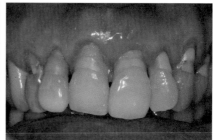

[신경치료 전후]

9. 인레이 치료를 받았는데 안쪽이 썩었다고? (1)

레진 인레이나 골드 인레이 치료를 받은 치아는 충치가 많이 생겼었을 것입니다. 그래서 본은 뜨고 광범위한 충치치료를 받았을 것입니다. 하지만 인레이 치료를 받았더라도 인레이 하방으로 충치가 또 생길 수 있습니다.

인레이 아래에 충치가 생기는 이유는 크게 두 가지로 나눌 수 있습니다.

첫 번째는 인레이 치료를 마무리하기 전 충치가 조금 남아있는 경우입니다. 눈으로 보이는 검은 색 충치를 모두 제거했다고 하더라도 충치를 일으켰던 세균이 남아있을 가능성이 있기 때문입니다. 물론 검은 색 충치가 남아있었을 수도 있습니다.

두 번째는 인레이 접착제가 깨지고 녹으면서 틈이 생기고, 이 틈으로 세균이 들어가 충치를 일으킨 것입니다.

치아검진을 받으러 오신 분이 계셨는데, 아래와 같았습니다.

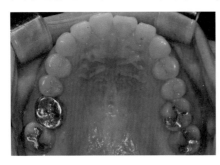 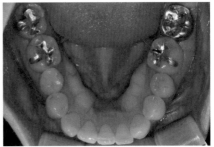

골드 인레이 부분만 따로 확대해서 보면 아래처럼 보입니다.

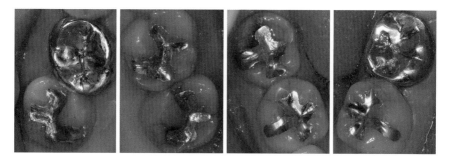

[좌측부터 A, B, C, D]

골드크라운이나 골드인레이로 모든 큰 어금니가 치료가 되어 있는데, 골드 인레이 주변 색상이 변한 치아가 보이시나요? 골드인레이 하방 충치가 의심되는 치아는 아래와 같습니다.

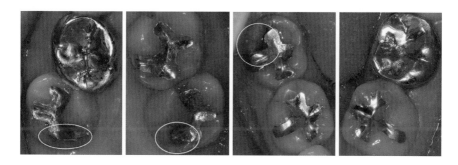

[좌측부터 A, B, C, D]

검게 변한 부분이 있는 골드인레이가 있는 반면에 바로 옆 치아의 골드인레이는 주변이 깨끗합니다. 그리고 이 분의 경우 검게 변한 부위가 모두 맨 안쪽 큰 어금니 인데, 아마 씹는 힘이 가장 많이 전달되는 치아로 인해 골드인레이의 눌림 현상으로 접착제가 떨어져나가면서 충치가 생긴 것으로 보입니다.

10. 인레이 치료를 받았는데
안쪽이 썩었다고? (2)

　예전에 금으로 치료받았던 치아가 가끔씩 욱신거린다는 이유로 치과에 오셨는데, 겉으로 보기엔 이상이 없어보였습니다. 안쪽으로 썩었을 가능성이 있기 때문에 엑스레이 촬영을 했는데, 아래와 같았습니다.

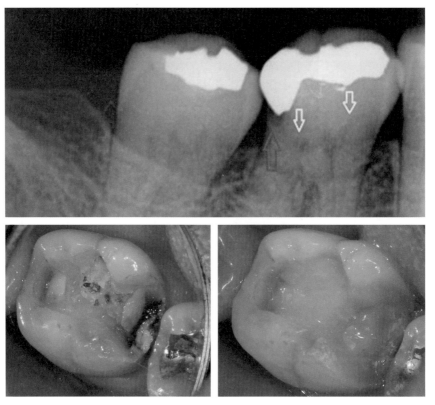

[상단부터 반시계 방향으로 사진1, 2, 3]

금니의 잇몸 쪽이 썩어서 증상이 나타났던 것인데, 빨간색 화살표 끝을 보면 하얗게 보여야 할 치아가 보이지 않고, 대신 검게 보입니다. 그리고 노란색 화살표 끝의 신경이 충치가 있는 곳에서 위축되어 있는 게 보입니다(사진1).

겉으론 멀쩡했는데, 실제 골드인레이를 제거해보니 아래처럼 검게 썩어 있었습니다(사진2). 썩은 부위를 모두 제거한 뒤, 신경과 가까운 곳은 본을 뜨기 전 미리 레진으로 치료를 했습니다(사진3).

검게 썩은 부위가 없이 깨끗하죠? 이 상태에서 본을 뜨고 테세라 레진인레이로 마무리를 했습니다. 증상을 참지 않고 치과에 오셨기 때문에 다행히 신경치료까지 하지 않고 충치 치료를 할 수 있었습니다.

또 다른 경우도 있습니다.

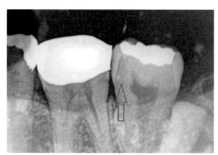 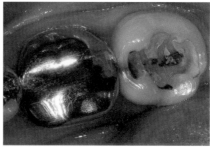

예전에 인레이 치료를 받았었는데, 최근 들어 가끔씩 시리다는 것이었습니다. 엑스레이 촬영을 하니 인레이 아래로 썩어 있었습니다. 마취를 한 뒤 골드인레이를 제거하니 속이 까맣게 썩어있었습니다.

어떤 치과 치료도 내 치아만큼의 역할을 하지 못합니다. 대신 내 치아를 좀 더 오래 사용할 수 있도록 서포트하는 것입니다. 충치로 인해 사라진 내 치아 공간을 필요에 따라 레진으로, 골드로, 크라운으로 대체를 하는 것이지, 이런 치료 자체가 영구적일 수는 없습니다. 그래서 대개 충치치료를 받은 뒤 5년 정도 지나면 엑스레이 검사를 통해 충치의 추가 이환 여부를 확인해보는 게 좋습니다.

11. 치아가 깨끗한데,
치아와 치아 사이가 썩는 경우도 있다? (1)

대부분 충치는 씹는 면에 생깁니다. 그래서 충치에 대한 내용을 검색해보면 씹는 면 충치를 예방하는 방법이나 치료 방법이 많이 나옵니다.

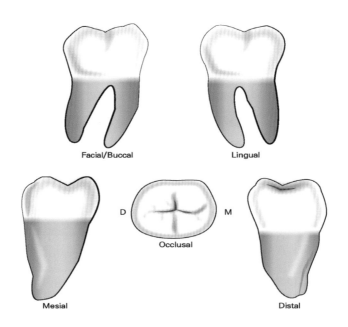

하지만 치아는 위 그림처럼 5개의 면이 잇몸 밖으로 나와 있습니다.

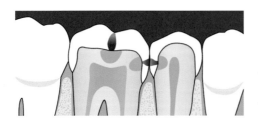

가장 많이 썩는 부분은 역시 씹는 면 (occlusal side)입니다. 그 다음으로 많이 썩는 부위는 치아와 치아가 맞닿는 부위입니다.

어느 날 왼쪽 위 어금니가 찬 물에 시리다고 치과에 오셨는데, 치아의 외상을 발견하지 못했습니다. 그런데 치아 사이가 약간 검게 보여서 엑스레이를 촬영했더니 아래와 같은 상태였습니다.

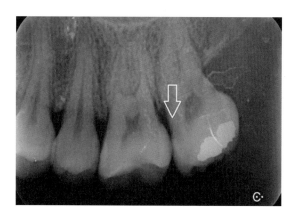

엑스레이를 봐도 어느 부분에서 문제가 발생한 것인지 인지를 못할 수 있는데, 위의 사진을 보면 맨 오른쪽 치아의 왼쪽 부위에 뭔가가 이상합니다. 엑스레이에서 치아의 외벽은 한 선으로 매끈하게 이어져야 하는데, 화살표 부위에서 선이 끊어진 듯 보입니다. 충치가 의심됩니다.

하지만 치아와 치아 사이는 딱 붙어있기 때문에 눈으로 충치를 확인하는 게 쉽지 않습니다. 그래서 치아와 치아를 일시적으로 벌려야 하는데, 이 때 아래와 같은 절차를 거쳐야 합니다.

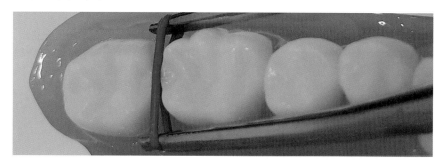

separate ring이라는 파란색 고무를 치아와 치아 사이에 끼워넣고 2일 정도 기다립니다. 이렇게 기다리면 치아 사이가 벌어져서 실제 치아에 충치가 생겼는지 여

부를 알 수 있는데, 아래 사진과 같이 충치를 볼 수 있습니다.

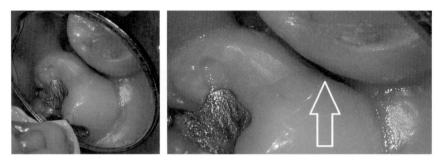

치아와 치아 사이에 충치가 있을 때 치과에서 검진을 할 때 놓치는 경우가 종종 있습니다. 그래서 치과에 가기 전 시림 증상이나 현재는 사라진 약간의 통증이라도 있었다면 꼭 그 부위를 미리 말씀해주시는 게 좋습니다. 그 부위 엑스레이를 촬영하느냐 촬영하지 않느냐에 따라 치아 수명이 달라질 수 있기 때문입니다. 치아의 수명이 달라질 수 있다는 건 충치치료가 점점 복잡해진다는 의미이기도 합니다.

치아 사이 충치가 어떤 식으로 치아에 해를 끼치는지 엑스레이를 통해 보여드리겠습니다.

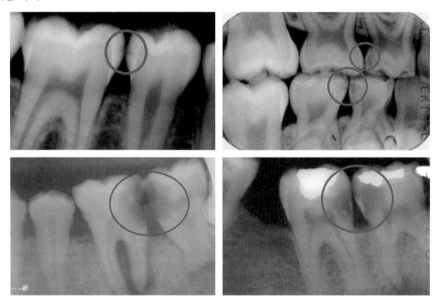

[좌측 상단부터 시계방향으로 사진 1, 2, 3, 4]

(1) 충치가 아주 조금 있는 상태(사진1)

육안으로는 전혀 알 수 없습니다. 그리고 치과에 가서 검진을 받더라도 이런 충치를 발견하기란 어렵습니다. 이런 이유 때문에 치과에 검진을 하러 간 경우 파노라마 엑스레이를 찍은 뒤 약간의 의심이라도 가는 부위는 위의 사진처럼 작은 엑스레이를 꼭 찍는 게 좋습니다. 충치가 없으면 다행이고, 발견되면 조기 발견이어서 치아 수명을 연장시킬 수 있기 때문입니다.

(2) 충치가 신경 가까이까지 진행된 상태(사진2)

충치가 치아의 최외층 법랑질을 넘어서 상아질까지 도달한 경우입니다. 이런 경우 대부분 자각증상이 나타납니다. 치아가 약간 에리거나 약간 시리게 됩니다. 하지만 이런 증상이 계속 지속되지는 않습니다. 하루 정도 증상이 나타나다가 사라지기 때문에 '치과에 가봐야 겠다'라고 생각하다가도 금새 잊어버립니다. 이 때가 이 치아의 수명을 연장할 수 있는 마지막 기회인데 놓치게 되는 것입니다.

(3) 충치가 신경을 침범한 상태(사진3)

이젠 충치가 법랑질과 상아질을 넘어 신경까지 도달한 경우입니다. 이 땐 찬 물을 마시면 항상 시리고, 치아의 통증이 지속적으로 나타납니다. 치과에 가서 검사를 해볼 땐 이미 치아로써의 사망선고를 받게 됩니다. 신경치료를 받아야 하며, 신경치료 후 치아의 절반 가까이를 삭제한 뒤 크라운 치료를 받습니다.

(4) 신경에 염증을 일으켜 뿌리 끝까지 염증이 퍼진 상태(사진4)

신경에 염증이 생겼지만 어떤 이유에서든 치과에 제 때 가지 못할 땐 뿌리 주변 치조골까지 파괴됩니다. 간혹 뿌리 주변 잇몸에서 고름이 나오기도 합니다. 씹을 때 치아가 정출되어 아프기도 하고, 음식물이 치아와 치아 사이에 끼면 바늘로 찌르는 듯한 통증이 나타나기도 합니다. 이 땐 경우에 따라 신경치료를 통해 치아의 수명을 최대한 연장해보는 시도를 하고, 동시에 치주치료를 합니다. 하지만 이런 노력에도 불구하고 발치를 한 뒤 임플란트 시술을 받아야 하는 경우가 많이 있습니다.

tip. 치아와 치아 사이에 있는 충치를 확인하려면?

치과에 가면 조그마한 필름을 이용해서 엑스레이 촬영을 합니다. 치과에서 조그만 엑스레이 촬영을 한다면 대부분은 등각으로 촬영하는 것입니다.

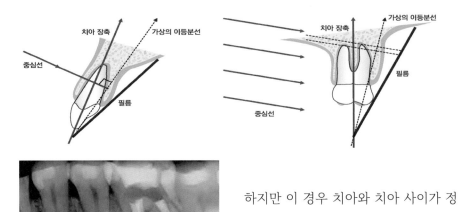

하지만 이 경우 치아와 치아 사이가 정확히 촬영되지 않고 옆의 엑스레이 사진처럼 겹치는 경우가 많이 있습니다.

이런 이유로 치간부위 충치를 확인하기 위해서는 교익촬영법이라 불리는 평행촬영으로 엑스레이를 찍습니다.

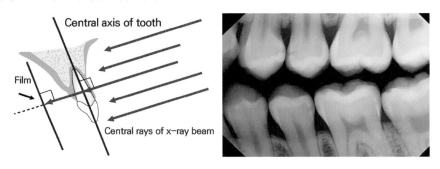

12. 치아가 깨끗한데,
치아와 치아 사이가 썩는 경우도 있다? (2)

치아와 치아 사이가 썩었을 때 실제 어떤 모습일까요? 치아가 썩었다고 하면 대부분 치아에 생긴 검은 홈을 생각하시겠죠? 맞습니다. 치아 사이도 똑같습니다. 실제 사례를 통해 알아보겠습니다.

사례 1

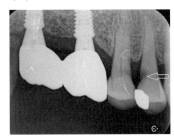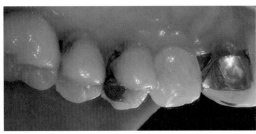

임플란트를 점검하기 위해 오셔서 엑스레이를 촬영했는데, 앞쪽 치아 사이 충치가 의심되었습니다. 입 천장 쪽 치아를 보니 우측 사진처럼 충치에 이환이 되어 있었습니다. 치아의 볼쪽 부분에는 충치가 없었기 때문에 간과했던 것입니다.

사례 2

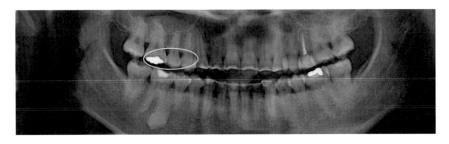

파노라마 촬영의 특성상 치아와 치아가 겹쳐 보이게 나옵니다. 하지만 겹치는 부분이 대부분은 매끄러운 두 개의 선으로 이루어지는데, 노란색 원 부분은 약간 다르게 보입니다.

치아의 옆면을 자세히 보니 큰 어금니 앞쪽에 약간 검은 색이 보입니다.

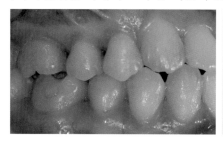 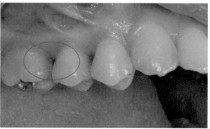

치아 사이 충치가 있는 것을 확인 후 마취를 하고 기존에 치료되어있던 골드인레이를 제거했더니 골드인레이 하방과 치아 사이에 충치가 검게 보였습니다.

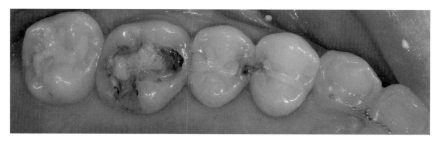

겉으로 보기에 건강해보였던 작은 어금니 사이에도 충치가 있죠? 이렇게 치아 사이의 충치는 집에서 눈으로 확인하기 어렵습니다.

사례 3

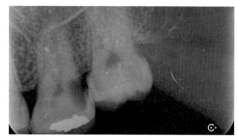 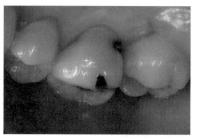

[(좌)사진1 / (우)사진2]

왼쪽 어금니 부위가 간혹 시리다 말았었는데, 최근 들어 계속해서 시리고, 통증까지 나타난다고 하셔서 치과에 오셔서 엑스레이 촬영을 하니 위처럼 치아 사이가 검게 변했습니다 (사진1). 충치가 생긴 것이죠. 하지만 충치가 천천히 지속적으로 커지기 때문에 통증이 나타나다 사라지기를 반복한 것입니다. 이 치아 역시 입천장으로 충치가 이환되어서 집에서 확인하기 쉽지 않았던 것입니다 (사진2).

사례 4

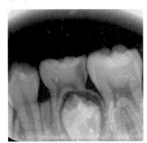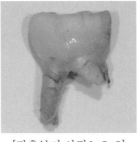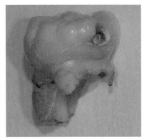

[좌측부터 사진1, 2, 3]

한쪽 유구치(아이 어금니)는 빠졌는데, 반대 쪽 유구치가 빠지지 않는다는 이유로 치과에 오셔서 엑스레이 촬영을 했더니 두 개 뿌리 중 한쪽 뿌리만 녹고, 다른 뿌리는 전혀 녹지 않아서 빠지지 않았던 것을 확인할 수 있었습니다. 그런데 유구치 오른쪽에 어둡게 보이는 부분 보이시죠? 치아가 썩어있을 것입니다(사진1). 한쪽 뿌리가 온전했기 때문에 마취를 한 뒤 뽑고 치아를 보니 역시나 썩어서 패인 걸 눈으로 확인할 수 있습니다(사진2, 사진3).

사례 5

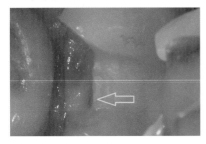

치아와 치아 사이가 썩으면 신경과 가깝기 때문에 충치를 제거하다보면 신경이 조금 노출되는 경우도 있습니다. 이런 경우엔 신경치료를 하는 경우가 많이 있습니다.

13. 왼쪽에 충치가 있었다면 오른쪽에도 있을 확률이 높아요.

치과에서 충치치료를 전혀 받지 않은 사람이 간혹 있지만, 대부분은 충치치료 경험을 가지고 있습니다. 한 두 개 치아만 충치치료 받은 분도 계실 것이고, 다수의 치아를 치료받은 분도 계실 것입니다.

그런데 좌우로 나누어 생각했을 때, 왼쪽 치아를 충치치료 받았다면 오른쪽 치아는 어떨까요? 유치가 빠지고 영구치가 날 때 몇 달의 간격이 있을 수는 있지만 대부분의 치아는 좌우에서 거의 동시에 맹출하고 입 안 속 동일한 환경에 놓이게 됩니다. 한쪽으로 더 많이 씹는다거나, 한쪽 칫솔질을 더 열심히 할 수는 있지만 결국 같은 시기, 같은 환경 속에 위치하게 됩니다. 그래서 한쪽 치아가 썩어서 충치치료를 받았다면 반대 편 치아 역시 충치에 이미 이환되었을 가능성이 높습니다.

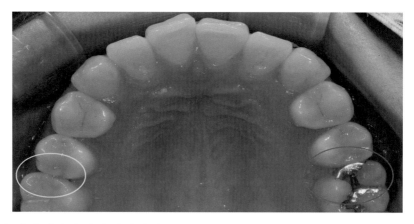

1년 넘게 치과에 가지 않았다가 치과에 오신 분의 위 치아 씹는 면의 사진입니다.

빨간 원 부위에 치아 사이가 썩어서 금으로 치료받은 게 보입니다. 반대편을 보니 치아 사이가 약간 검게 보입니다. 치아 사이에 충치가 생긴 것입니다.

만약 금으로 치료받은 곳이 없는 상태에서 검진을 빠르게 했다면 노란 원 부위의 충치를 지나칠 수도 있었습니다. 색상이 검은색으로 확연하게 보이는 게 아니기 때문입니다.

한 쪽 방향의 치아를 예전에 충치치료 받았다면, 반대편 치아 역시 충치에 이환될 확률이 높기 때문에 좀 더 열심히 관리해줘야 하고, 정기검진 때도 이 부위를 좀 더 자세히 검사해봐야 합니다.

1. 앞니가 벌어졌어요.
어떻게 해야 할까요? (1)

앞니가 벌어지면 복이 나간다고 합니다. 실제로 앞니가 벌어져 있는 분들이 꽤 많이 있습니다. 영구치가 날 때부터 앞니가 벌어져 있었기도 하고, 세월이 지나면서 점차적으로 벌어진 경우도 있습니다.

앞니가 벌어져서 치과에 오신 세 분이 계십니다.

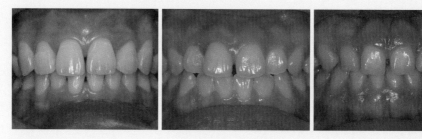

[좌측부터 A, B, C]

공간의 차이는 있지만 모두 앞니 사이가 벌어져있습니다. 그런데 치료 방법은 세 분 모두 달랐는데, 우선 치료 결과를 보겠습니다.

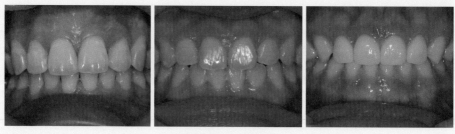

[좌측부터 A, B, C]

치료 후의 사진만 보면 전부 다 앞니가 가지런하고 예쁘죠? 혹시 지금 이 글을 보고 있는 분의 앞니가 벌어져있다면 위 세 가지 치료 중 어떤 치료를 받아야 할까요? 인터넷 검색을 하거나 치과의 온라인 상담을 받더라도 본인 스스로 어떤 치료 방법이 가장 좋을지 고민이 되실 것입니다. 물론 치과의사와의 상담을 통해 최종결정을 하겠지만요.

첫 번째 벌어진 앞니를 치료한 방법은 컴포짓 레진입니다. 충치치료를 할 때 치아색상의 컴포짓 레진을 이용하듯이, 앞니 벌어진 공간의 양쪽 치아에 레진을 덧붙이는 것입니다. 치아를 삭제하지 않는 점이 좋지만, 치과의사가 직접 구강 내에서 치료를 하기 때문에 치료의 숙련도에 따라 결과의 차이가 많이 날 수 밖에 없습니다.

아래는 diastema(벌어진 앞니)를 레진으로 치료한 다른 사례입니다.

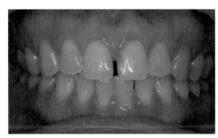 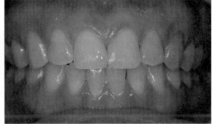

[컴포짓 레진 전후]

두 번째 벌어진 앞니를 치료한 방법은 앞니부분교정입니다. 벌어진 앞니 공간을 이용해서 양 옆 치아를 교정으로 이동시키고, 주변 치아까지 가지런하게 배열하는 것입니다. 내 치아에 인공물질인 레진을 붙이는 게 아니고, 치아를 삭제하는 게 아니기 때문에 보존적인 방법입니다.

앞니부분교정으로 diastema를 치료한 다른 사례입니다.

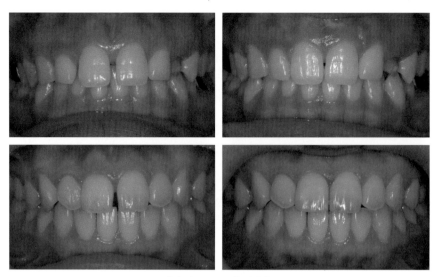

[앞니부분교정 전후]

세 번째 벌어진 앞니를 치료한 방법은 라미네이트입니다. 치아의 겉면을 약간 삭제를 한 뒤, 얇은 세라믹을 치아에 부착을 하는 방식입니다. 치아 사이에 공간이 있기 때문에 치아 삭제량은 굉장히 적고, 치아 표면을 매끄럽게 하고 싶거나, 치아미백을 하는 경우, 치아에 흠집이 있는 경우 효과적입니다.

라미네이트로 diastema를 치료한 다른 사례입니다.

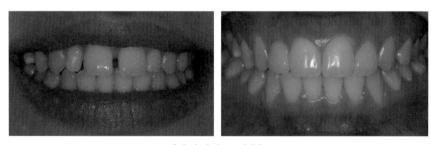

[라미네이트 전후]

앞니가 벌어졌을 때와 치료가 끝난 뒤의 모습, 너무 다르죠? 최근엔 라미네이트보다 더 작은 조각 라미네이트를 이용해서 치료를 하기도 합니다. 광고에 많이 나오는 미니쉬라는 게 조각 라미네이트(무삭제 라미네이트)를 말합니다.

위의 사례들을 보면서 각각의 경우 어떤 치료가 가장 좋을지 감이 오시나요? 치료에 있어서 이런 방법, 저런 방법 등 여러 가지 방법이 있다는 것은 그만큼 최적의 치료가 아닌 다른 치료를 받을 수 있다는 말이 되기도 합니다.

내 위 아래 앞니가 어떤 방식으로 교합이 되고 있는지, 예전부터 벌어진 것인지, 아니면 지금도 벌어지고 있는 것인지, 위 아래 앞니 크기 비율(bolton ratio)이 적당한지, 치아 자체적인 문제는 없는지 등등 많은 요소를 고려해서 diastema의 치료방법을 결정합니다.

2. 앞니가 벌어졌어요.
어떻게 해야 할까요? (2)

단순히 앞니가 조금 벌어져 있는 경우엔 이전에 언급했던 치료들 가운데 치료방법을 결정하고 치료를 합니다. 하지만 한 가지 치료 방법만으로 diastema(벌어진 앞니)를 치료할 수 없는 경우가 있습니다.

(1) 앞니부분교정과 라미네이트 복합 치료 사례 1

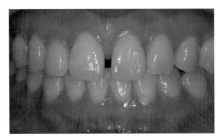 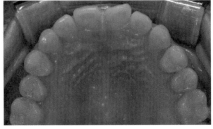

앞니가 벌어져 있긴 한데, 얼굴 정중선에서 앞 치아가 오른쪽으로(사진 상에서는 왼쪽으로) 치우쳐있으며, 한 치아는 약간 회전이 되어 있습니다. 그리고 동시에 두 번째 앞니 주변에도 치아 사이에 공간이 있습니다. 가지런하면서 치아공간을 없애기 위해 한 가지 방법으로만 치료하기엔 무리가 있습니다.

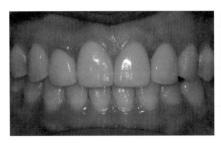 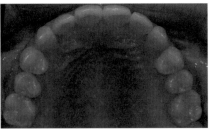

앞니 4개 치아의 공간 비율을 고르게 맞추기 위해 먼저 부분교정을 하였고, 이후에 빈 공간은 라미네이트 치료로 마무리 했습니다.

얼굴의 중앙과 위 앞니의 중앙을 맞출 수 있었고, 치아들의 크기 비율 역시 예쁘게 마무리할 수 있었습니다.

(2) 앞니부분교정과 라미네이트 복합 치료 사례 2

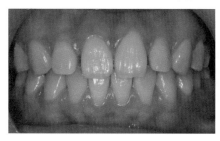 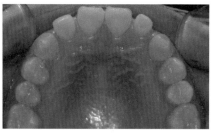

앞치아 양 옆에 큰 공간이 있습니다. 동시에 앞 치아가 약간 회전되어 있습니다. 하지만 양쪽 빈 공간이 너무 큽니다. 이 상태에서 바로 라미네이트나 레진치료를 한다면 맨 앞 치아보다 바로 옆 치아가 더 커보일 것이고, 사람들 눈에는 '좀 이상하다'라는 생각이 들 수 있습니다.

그래서 앞니 사이 공간 배분을 하면서 공간을 줄이기 위해 앞니를 안으로 조금 넣는 부분교정을 한 뒤, 공간 배분이 된 것을 확인 후 양쪽 두 번째 치아에 라미네이트 치료를 했습니다.

앞 치아 비율과 공간 해소 모두 해결할 수 있었고, 결과적으로 예뻐졌습니다.

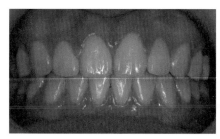 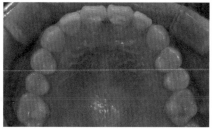

단순히 앞니 사이를 메꾸면 되겠지라는 생각을 가지고 치과에 오셨다가 이런 경우에 해당되실 때 모두들 깜짝 놀랩니다. 단순하게 생각했는데, 복잡해진 것이고, 이는 치료 기간과 비용의 증가로 이어지기 때문입니다. 하지만 치료기간과 비용 문제 때문에 한 가지 방법으로 치료를 하기보다는 차분히 제대로 된 치료를 받는 게 장기적으로 훨씬 이득입니다. 처음 치료를 받을 때 잘못 발을 들였다면 결국 재치료를 받을 수 밖에 없기 때문입니다.

3. 앞 치아 끝이 깨졌을 때 어떤 치료가 가장 좋을까?

앞 치아 끝이 깨져서 치과에 오시는 경우가 종종 있습니다. 젓가락을 잘못 씹었거나 문 고리에 앞니를 부딪힌 경우가 많이 있습니다.

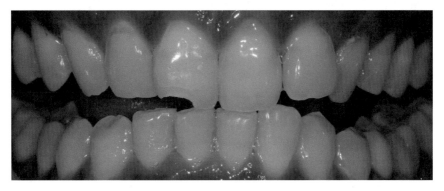

위처럼 앞니 끝이 깨져서 치과에 오신 분이 계십니다. 약간만 깨졌다면 그 부위 주변 치아를 약간 갈아내서 옆 치아와 조화를 맞추면 되는데, 치아를 삭제하면 길이가 짧아보일 것 같았습니다.

위보다 더 많이 깨진다면 크라운 치료를 생각해볼 수 있습니다.

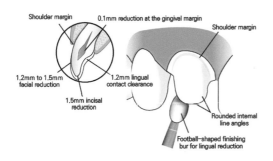

올세라믹 크라운으로 치료한다는 가정 하에 각 면당 최소 1.5mm정도 삭제를 해야 합니다. 치아의 손실이 너무 많습니다.

위와 같은 케이스에 치아를 씌우는 건 도리어 치아에 해를 끼치는 것과 같습니다. 그래서 컴포짓 레진으로 치아의 외형대로 치료하기로 결정했습니다.

치료 후의 모습입니다.

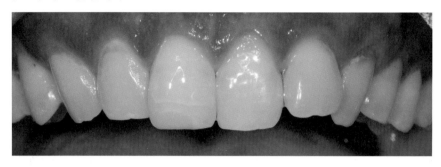

수평적으로 파절이 되어 경계부위에서 표시가 나지만 치아를 보존할 수 있다는 점에서 좋은 치료방법입니다.

앞니가 살짝 깨졌다면 레진 치료를 먼저 고려하는 게 좋습니다.

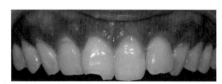 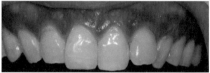

[레진 치료 전후]

4. 앞니 끝 색깔이 검게 변했어요!

유독 위 앞니 끝 부위가 검게 보이는 경우가 있습니다. 썩은 경우라면 누가 봐도 썩은 것이라고 알 수 있겠지만, 앞니의 평평한 앞부분이 썩는 일은 굉장히 드문 일입니다. 썩지 않았는데, 앞니 끝이 검게 보일 때 어떤 치료를 받는 게 좋을까요?

아래 서로 다른 두 분의 앞니 사진이 있습니다.

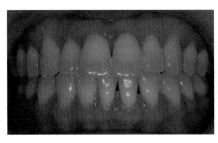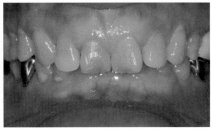

앞니 끝이 약간 어두워 보이지만 이유는 전혀 다릅니다. 왼쪽의 경우는 입으로 숨을 쉬는 구호흡으로 인해 치아 끝이 변색된 것입니다. 잠을 자는 동안 입을 벌리고 잘 때 이런 현상이 빈번히 나타납니다. 오른쪽의 경우는 아래 치아가 위 치아 안쪽을 닿게 만든 것입니다. 결국 치아가 얇게 되어 입 안의 어두운 그늘이 비쳐보여서 어두워 보입니다.

겉으로 보기엔 비슷해보이지만 원인이 전혀 다르기 때문에 치료 방법도 달라집니다. 변색이 되었다면 변색이 된 부위를 다시 원상태로 돌리면 되는데, 이 땐 치아 미백을 합니다.

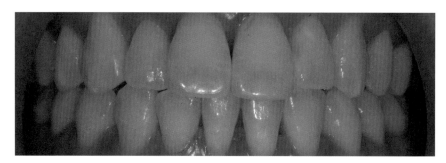

물론 변색 부위만 선택적으로 표면을 연마할 수도 있지만, 전체적인 미백을 1회만 하더라도 효과가 금방 나타나고, 전체적으로 밝아지길 원한다면 전문가미백과 자가미백을 병행해서 토탈 치아미백을 합니다.

두 번째의 경우는 얇아진 부위를 레진으로 다시 채워넣는 방법으로 치료합니다.

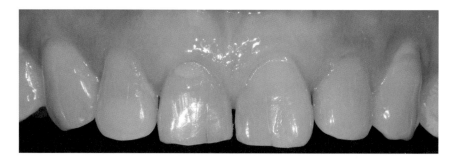

5. 웃을 때 잇몸이 검게 보인다면?

잇몸의 색상은 선홍빛입니다. 하지만 유독 잇몸이 검은 사람들이 있습니다. 선천적으로 잇몸이 검은 사람도 있지만, 담배 등의 외부적 요인의 지속적 노출로 인해 잇몸이 검게 변한 사람도 있습니다.

피부에서 검게 변한 곳은 어디가 있을까요? 바로 점입니다. 점은 멜라닌 색소가 뭉쳐있는 곳입니다. 피부과에서 이 점을 레이저로 제거를 합니다.

구강 내에서는 멜라닌 색소가 동그랗게 뭉쳐있지 않고 넓게 퍼져 있습니다.

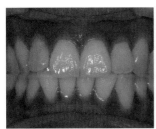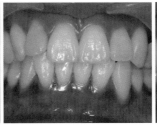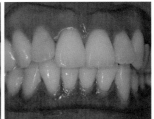

[좌측부터 사진 1, 2, 3]

잇몸이 전체적으로 검게 보입니다(사진 1). 전체 치아미백을 진행하면서 위쪽 잇몸만 멜라닌 색소 제거술을 시행했습니다(사진 2). 너무 깨끗해보이지 않나요? 웃을 때 윗 잇몸만 보여서 위만 잇몸미백을 했는데, 아래도 깨끗하게 하고 싶다고 하셔서 아래 잇몸을 추가로 미백시술했습니다(사진 3). 시술 직후이기 때문에 잇몸이 약간 빨갛게 보입니다.

또 다른 경우도 있습니다.

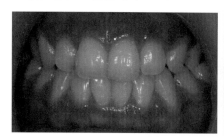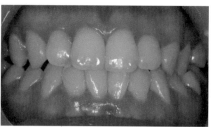

[좌측부터 사진 4, 5]

여성 분이었는데, 웃을 때 마다 검은 잇몸 때문에 고민이었다고 하셨습니다(사진 4). 멜라닌 색소 제거를 한 뒤의 모습입니다(사진5). 너무 달라보이지 않나요?

피부과에서 얼굴에 있는 작은 점들을 제거하듯, 잇몸에 있는 넓은 검은 점도 제거해서 웃을 때 깨끗한 인상을 가지시기 바랍니다.

1. 아침에 일어나니
턱이 아프고, 머리가 아프다면?

턱관절의 모습을 도식화하면 아래와 같습니다.

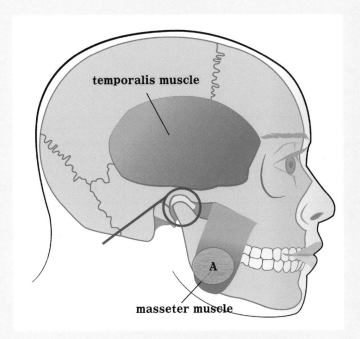

　가장 중점적으로 봐야 할 곳이 2군데 있는데, 바로 masseter muscle, temporalis muscle 두 개의 근육입니다.

　입을 다물게 하는 근육 중 masseter muscle(교근), temporalis muscle(측두근)이 폐구를 하는데 있어 90% 이상을 담당합니다. 교근은 흔히 사각턱이라고 불리는 곳에 있는데, 턱에 손을 대고 이를 악물면 근육이 튀어나오는 것이 느껴집니다. 측두근은 귀와 눈 사이 중간에서 위로 5cm 정도 되는 곳에 손을 대고 이를 악물면 느낄 수 있습니다.

그럼 이제 턱관절에서 흔히 나타날 수 있는 증상과 원인에 대해 알아보겠습니다.

(1) 아침에 일어났더니 A 부위가 아프다면?

턱관절 부위가 아니라 A 부위가 아프다는 것을 턱이 아프다고 치과로 전화해서 말씀하는 분들이 많이 있습니다. 왜 A 부위가 아플까요? A 부위를 다리와 비교하면 종아리와 비슷합니다. 안쪽에 뼈가 있고 바깥에는 굵은 근육이 있습니다. 종아리의 근육이 아플 때는 언제일까요? 갑자기 운동을 할 때입니다. 그렇다면 A 부위가 아플 때 역시 갑자기 운동을 세게 했을 때입니다.

	종아리	턱
천천히 하는 운동	걸어다닐 때	밥을 먹거나, 말을 할 때
약간 세게 하는 운동	천천히 뛸 때	단단하거나 질긴 음식을 먹을 때
아주 세게 하는 운동	전력질주를 할 때	??

턱이 아주 세게 하는 운동은 무엇이 있을까요? 일부러 지금 아주 센 힘으로 위, 아래 치아를 꽉 깨물어보세요. 이런 운동을 과연 깨어있을 때 하는 사람이 있을까요?

하지만 이런 힘을 발휘할 때가 있습니다. 바로 잠을 잘 때입니다. 잠 잘 때 이를 가는 사람 보셨나요? 뜨드득 뜨드득 이 가는 소리가 날 때 턱에는 굉장히 센 힘이 들어갑니다. 또는 이를 꽉 깨무는 경우도 있는데, 이 때도 턱에 굉장한 힘이 들어갈 때입니다.

수면 중 이런 엄청난 운동을 한 후 턱에 있는 근육 부위에 통증이 나타나는 것은 어쩌면 너무 당연한 것입니다.

(2) 오전에 두통이 생기다가 점차 사라지는 경우라면?

두통의 종류는 굉장히 다양하기 때문에 여기에서 언급하는 건 치과와 관련이 있는 것에 한정한다는 전제로 말씀드리겠습니다. 근육이 열심히 일을 해서 생기는 통증을 근막동통이라고 합니다. 단순히 근육통이라고 부르는데, 머리의 경우는 다를 수 있습니다. 머리에서는 근육통을 두통으로 인지할 수 있습니다. 씹는 힘을 발휘하는 근육 중 측두근은 머리의 뼈를 양쪽에서 아주 넓게 감싸고 있는 근육입니다. 이를 악물거나 이를 갈면 교근과 함께 측두근 역시 운동을 아주 세게 합니다. 이 측두근에 근막동통이 생긴다면 오전에 일어날 때 두통이 나타나기도 합니다.

(3) 귀 앞 부위가 가만히 있어도 아프다면?

근육통과 다르게 턱관절 자체에 통증이 생기기도 합니다. 염증이 생긴 것인데, 손쉽게 확인할 수 있는 방법은 귓구멍 전방 1~2cm 앞 부분은 손가락으로 눌러보는 것입니다. 눌렀을 때 아프다면 염증이 생긴 것으로 일단 의심할 수 있습니다.

위와 같은 여러 양상의 통증이 나타난다면 어떻게 해야 할까요? 통증은 삶의 질을 떨어트리기 때문에, 일단 증상을 억제하기 위해 약을 복용합니다. 진통제로 통증을 낮추고, 근육이완제, 저주파 자극 등의 물리치료로 뭉친 근육을 풀어줍니다. 하지만 이악물기와 이갈이가 계속 된다면 증상은 재발할 수 밖에 없습니다.

치료의 방향의 2가지로 나눕니다.

(1) 이악물기와 이갈이를 할 때 치아를 보호하면서 턱관절에 무리가 적게 가는 방향 스프린트 치료가 있습니다.

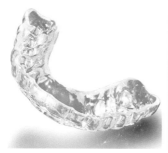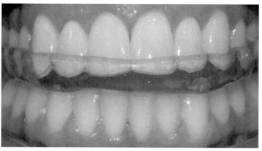

운동선수들이 하는 마우스피스와 유사한데 굉장히 딱딱합니다. 꽉 깨물거나 갈 때 치아와 치아까지 닿아서 치아가 마모되거나 깨지는 것을 방지하면서, 턱관절 내 디스크 압박을 줄여줍니다. 하지만 이런 단단한 장치가 닳아지거나 깨져서 오는 경우도 있습니다.

(2) 이악물기와 이갈이를 원천적으로 줄이는 방향

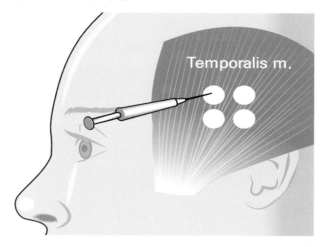

보톡스 치료가 있습니다. 보톡스는 사각턱을 갸름하게 하거나 잔 주름을 개선하는 역할을 하는 것으로 많이 알려져 있습니다. 보톡스는 근육을 위축시키는 역할을 하는데, 이악물기와 이갈이 때 작동하는 근육 즉 교근과 측두근을 위축시킬 수 있습니다. 사각턱을 개선하기 위해 보톡스 시술을 받을 땐 턱에 있는 근육 즉 교근에만 보톡스 주입이 되는데 반해, 위와 같은 증상을 개선하기 위해서는 측두근 즉 머리에도 보톡스를 맞아야 합니다.

2. 입이 안 벌어져요.
입이 안 다물어져요.

   턱관절은 아래처럼 구성되어 있습니다.

   아래 턱뼈의 condyle(뼈끝의 둥근 돌기)이 튀어 나와 있고, 위 쪽으로는 머리뼈와 광대뼈과 연결되는 temporal bone(관자놀이 뼈)이 있습니다. 그리고 condyle과 temporal bone 사이에는 disc(디스크)가 있는데, 입을 벌리거나 다물 때 condyle과 항상 함께 이동을 합니다.

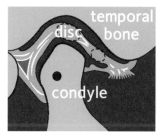 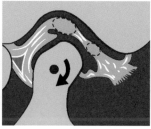 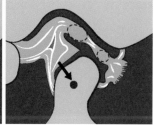

[좌측부터 사진1, 2, 3]

   사진1 : 입을 다물고 있으면서 위, 아래 치아가 닿고 있을 때의 모습입니다.

   사진2 : 입은 벌리지 않은 상태에서 위, 아래 치아를 떨어트릴 때 디스크는 움직이지 않고, condyle만 살짝 회전을 합니다.

   사진3 : 입까지 벌리면 condyle이 앞으로 이동하면서 디스크 역시 전방으로 이동합니다.

   지금 귓구멍 1cm 앞 부위에 손가락을 대보면서 입을 벌리지 않고 위, 아래 치아를 벌려보고, 입까지 벌려보시기 바랍니다. 입을 벌리기 시작하면 뭔가가 튀어나오는 것이 느낄 수 있습니다. 턱뼈가 전방으로 움직이는 것입니다.

아래는 턱관절의 움직임을 단순화시킨 그림입니다. 입이 안 벌어질 땐 어떤 일이 턱관절 내부에서 일어나는 것일까요?

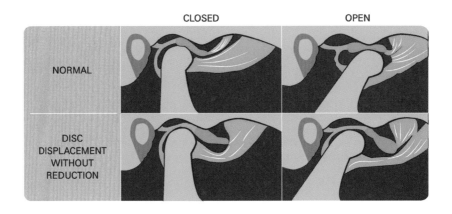

입이 벌어질 땐 condyle과 disc가 같이 움직여야 하는데, 어떤 원인에 의해 disc가 앞으로 삐져 나가있다면 입을 약간 벌리는 건 가능하더라도 크게 벌릴 수 없습니다. 하지만 이런 증상이 정상이었다가 바로 나타나는 것은 아닙니다. 입이 벌어지기 않기 전에는 딱 소리가 나면서 입이 벌어졌을 것입니다.

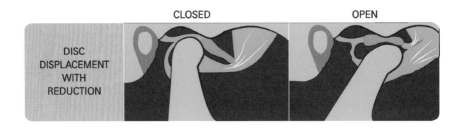

왜 이런 일이 벌어질까요?

다음은 턱관절 구조를 자세히 그린 그림입니다. disc의 앞에는 근육이 있고, 뒤에는 인대가 있습니다.

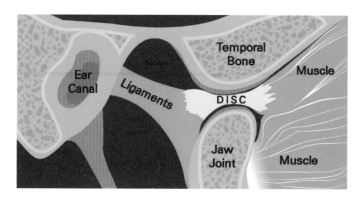

근육은 수축과 이완을 하는데, 대부분 힘이 들어갈 때 근육이 활동하기 때문에 수축의 정도가 더 크다고 생각해볼 수 있고, 인대는 수축하기 보다는 이완되는 경우가 많습니다. 운동하다가 인대가 늘어나서 치료를 받기도 합니다.

disc의 입장에서는 주변 환경 상 전방으로 이동할 수 있는 확률이 높으며, disc를 앞으로 밀어주는 외력이 있다면 손쉽게 앞으로 이동하게 됩니다. 이동을 해서 다시 제자리로 돌아오지 못한다면 condyle이 disc에 걸려서 입을 크게 벌리지 못하는 불상사가 발생합니다.

치료방법은 어떻게 될까?

이럴 경우 치료의 핵심은 disc가 원위치로 회복하는 것입니다. condyle이 disc의 후방쪽을 누르지 못하도록 condyle을 temporal bone에서 떨어뜨립니다. 직접 condyle을 아래로 누를 수 없기 때문에, 입 안에 스프린트를 착용해서 condyle 상방에 공간을 만들어줍니다.

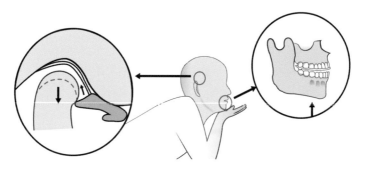

여러 스프린트 중 하나를 도식화한 것인데, 핵심은 condyle 위 공간을 확보하는 것입니다. 이와 동시에 근육의 과도한 힘이 원인이라면 보톡스 치료도 함께 병행할 수 있습니다.

1. 치아 하나가 빠진 것은
벽돌집의 벽돌 하나가 사라진 것과 같습니다.

사랑니를 제외한 치아는 모두 28개로 구성되어 있고, 치아들끼리 서로 의지하며 각자 위치에서 제 기능을 하고 있습니다. 치아교정을 하는 궁극적인 이유 역시 치아를 제 위치로 옮겨줌으로써 기능과 동시에 심미성을 우수하게 하는 것입니다.

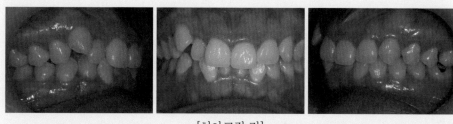

[치아교정 전]

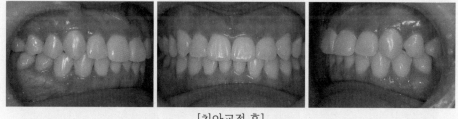

[치아교정 후]

위 아래 치아는 톱니바퀴처럼 튀어나온 곳과 들어간 곳이 조화롭게 씹히면서 균형 상태를 유지합니다. 하지만 균형잡힌 상태에서 치아 하나가 상실된다면 주위 균형이 깨지게 되어 돌이키기 어려운 상황이 되기도 합니다.

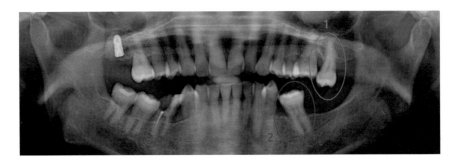

1번 치아는 아래에 맞닿는 치아인 아래 두 번째 큰 어금니가 사라지면서 아래로 내려왔습니다. 모든 치아는 위 아래가 서로 맞닿는데, 맞닿던 치아가 갑자기 사라지면 그 치아를 찾아서 식물처럼 자랍니다. 이렇게 자란 치아는 반대편의 잇몸에 닿으면 이 잇몸을 치아로 인식하고 성장을 멈춥니다.

2번 치아는 첫 번째 큰 어금니인데, 바로 앞에 있는 2번째 작은 어금니가 사라지면서 앞으로 기울어져버린 것입니다. 모든 치아는 큰 어금니부터 평생에 걸쳐서 조금씩 앞으로 이동을 합니다. 그래서 20대는 치아와 치아가 서로 맞닿는 면적이 좁지만, 세월이 흘러가면서 이 면적이 점점 더 넓어집니다. 이런 잠재적 움직임으로 인해 치아 전방에 버팀목이 사라지면 당연히 치아는 쓰러질 수 밖에 없습니다.

도식화하면 아래와 같습니다.

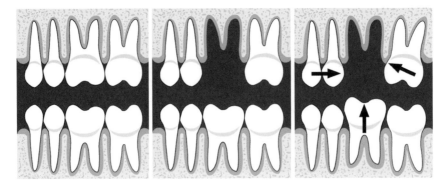

균형잡힌 치열에서 한 치아가 사라지면 주변 치아는 무너지기 시작합니다. 실제 경우를 보겠습니다.

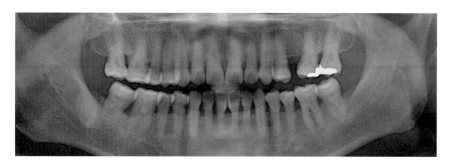

파노라마 사진 상에서 오른쪽 위를 보면 빠진 치아 주변으로 치아들이 움직인 것이 보입니다.

치아의 모습은 아래와 같습니다.

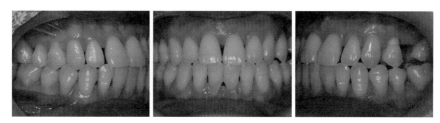

치아 하나가 사라짐에 따라 좌우가 전혀 다른 양상의 모습을 보입니다. 틀어진 치아를 자세히 보면 아래와 같습니다.

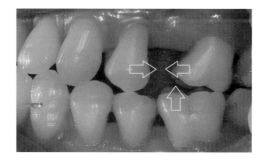

도식화한 그림과 굉장히 유사합니다. 빠진 치아 주변으로 치아들이 쓰러지고, 반대편 치아는 짝을 찾아 식물처럼 자라 올라옵니다.

그런데 이가 빠진 상태에서 당분간 치료를 받을 수 없다면 어떻게 해야 할까요?

현재의 상태를 유지하는 게 가장 중요합니다. 그래서 빠진 치아 주변의 치아를 치과용 철사로 서로서로 묶어줍니다. 그리고 반대편 치아도 2개 정도 철사로 묶어줍니다. 이렇게 하면 치아가 움직이기는 쉽지 않습니다. 위의 사진에서 보는 것처럼 대부분의 경우 빠진 치아 주변의 치아가 움직이지, 그 옆의 치아까지 움직이는 경우는 드물기 때문입니다.

하지만 이런 조치는 임시이고, 이렇게 했음에도 불구하고 치아의 균형이 깨질 수 있습니다. 최대한 빨리 치료를 받는 게 최선입니다.

2. 나쁜 사랑니 vs 좋은 사랑니

사랑니는 맨 안쪽에 위치하는 큰 어금니입니다. 악궁이 크면 잘 맹출하지만, 치아 자체 크기가 크거나 악궁이 작으면 제대로 맹출하지 못하고 악영향을 끼칩니다.

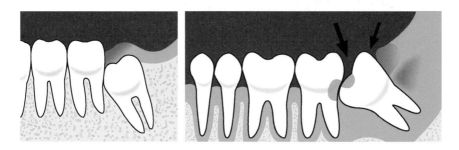

사랑니가 뼈 안쪽 깊숙한 곳에 위치하면 그대로 놔두는 경우가 많이 있습니다. 그런데 사랑니가 약간이라도 잇몸을 뚫고 나오려고 한다면 그 때부터 좋지 않은 증상들이 나타나기 시작합니다.

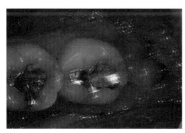
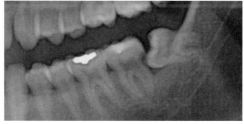

[좌측부터 사진 1, 2]

우선 잇몸이 붓습니다. 잇몸이 부을 뿐 아니라 주변 턱까지 부어서 치과에 오는 경우도 있습니다. 염증이 심한 경우 항생제 복용 후 치아를 뽑기도 합니다(사진 1). 잇몸이 붓지 않더라도 앞 치아와 어긋나게 만나면서 앞 치아를 썩게 만들기도 합니다(사진2).

사랑니를 뽑고 나서 직접 보니 아래처럼 검게 썩어 있습니다.

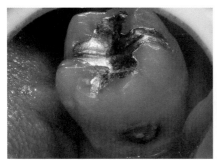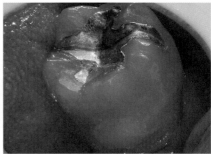

[충치치료 전후]

다행히 신경까지 충치가 진행된 게 아니어서, 레진으로 치료가 가능했습니다.

이렇듯 사랑니가 올바르게 맹출되는 경우가 아니면, 주변 잇몸과 치아에 해를 끼치기 때문에 발치를 해야 할 상황이라면 빨리 발치를 하는 게 좋습니다.

하지만 이렇게 발치된 사랑니가 좋은 역할을 하기도 합니다. 대부분의 사랑니는 구강 내로 약간만 나와 있기 때문에 치아 자체는 매우 건전한 편입니다. 그래서 임플란트 시술을 할 때 내 치아로 만든 자가치아뼈이식재의 훌륭한 재료가 됩니다.

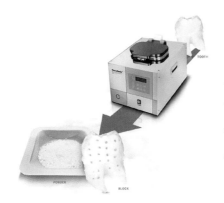

내 치아를 이용해서 뼈이식을 하고 싶어도, 빠진 치아의 상태가 좋지 않으면 내 치아 뼈이식재로 가공이 어렵기 때문입니다. 임플란트 시술을 할 때 뼈이식이 필요하다면 사랑니만큼 좋은 뼈이식재는 없습니다.

40대~

40대에 들어서면서 치과 쪽에서 가장 큰 고민은 대부분 잇몸과 관련되어 있습니다. 잇몸이 내려앉아서 고민이고, 치아가 갑자기 흔들려서 고민입니다. 40대 전에는 치아 통증이 대부분 충치에서 유래하는데, 40대 이후엔 충치가 아니라 잇몸 염증에서 유래합니다.

또한 잇몸 염증 때문에 치아를 발치하고 임플란트 시술을 한 두 개씩 하기 시작하는 시기이기도 합니다. 그래서 잇몸 관리를 어떻게 하는 게 좋을지, 스케일링 후 나타날 수 있는 잇몸의 변화 등을 중심으로 이야기를 시작하겠습니다.

1. 칫솔질을 어디에서 하세요?
얼마나 하세요? 어떻게 하세요?

질문 1. 칫솔질을 어디에서 하는 게 가장 좋지 않을까요?
(1) 세면대 앞
(2) 침실
(3) 거실
(4) 책상 앞

질문 2. 보통의 사람들은 칫솔질을 몇 분 정도 할까요?
(1) 1분
(2) 2분
(3) 3분
(4) 4분

질문 3. 3분 이상 칫솔질을 한다면 몇 번 정도 사용 후 칫솔을 교체하는 게 좋을까요?
(1) 약 10번
(2) 약 20번
(3) 약 30번
(4) 약 40번

위 질문에 대한 답은 아래 칼럼에 나와 있습니다.

『치아와 잇몸이 건강한 사람에겐 특별한 뭔가가 있다.』

2004년 치과의사라는 직업을 가진 이후로 수많은 분들을 치과에서 뵈면서 치아 관리를 잘하는 분들을 보게 됩니다. 치아가 튼튼하고 충치도 거의 없으면서 잇몸까지 선홍빛으로 매우 건강한 상태이기 때문에 치과에 오셔도 특별히 해드릴 게 없는데, 이렇게 관리를 잘하는 분들은 치과를 정기적으로 꼬박꼬박 잘 챙겨서 오십니다. 지금처럼만 잘 관리하시면 된다는 딱 한마디가 치료의 전부가 됩니다.

하지만 반대로 치과에서 정기검진 전화를 하더라도 통화가 잘 안 되고, 통화가 되더라도 나중에 시간되면 본인이 먼저 치과로 전화해서 알아서 갈테니 전화 안 해도 된다고 하는 분들도 계십니다. 이런 분들이 치과에 오랜만에 오시면 제가 해드릴 게 너무나 많습니다.

위의 두 경우를 보면서 확실한 차이가 있다는 것을 알게 되었습니다. 우선 태생적으로 잇몸뼈와 치아가 튼튼한 분이거나, 약한 분들은 제외하겠습니다. 전자는 아무리 이를 닦지 않아도 치아가 잘 썩지 않고 치주질환도 잘 생기지 않기 때문이고, 반대로 후자는 열심히 관리해도 치과에 갈 때마다 충치가 계속해서 발견되고, 잇몸이 주저앉기 일쑤이기 때문입니다. 그래서 이런 극단적인 경우를 제외하고 앞 부분에서 말씀드린 두 분 사이에서 발견된 차이점을 말씀드리고자 합니다.

첫째, 칫솔질하는 시간에서 차이가 납니다.
3.3.3.법칙에 대해서는 귀가 닳도록 들으셨죠? 하지만 3.3.3.법칙대로 치아관리하는 사람은 드뭅니다. 하루에 세 번 꼬박꼬박 챙겨서 닦는 것도 힘든데, 3분을 닦으라니 말입니다. 하지만 잇몸이 건강한 분들은 칫솔질하는 시간이 3분 이상입니다. 청소를 할 때 빗자루질을 하게 되는데, 먼지가 많으면 같은 곳을 여러 번 빗자루질을 해야 하는 원리와 동일합니다. 하지만 일반인들의 칫솔질하는 시간을 측정하면 놀라울 정도입니다. 1분이 채 되지 않기 때문입니다.

둘째, 칫솔질하는 장소에서도 차이가 납니다.
칫솔질을 어디에서 하시나요? 대개는 세면대 앞에서 거울을 보면서 하지 않으시나요? TV 드라마나 영화에서도 칫솔질하는 장면의 배경은 세면대 앞입니다. 이렇듯 우리들의 머리 속과 행동 속에 칫솔질하는 장소는 화장실의 세면대 앞이라고 자리잡고 있는 것입니다. 하지만 이것처럼 나쁜 게 없습니다. 칫솔질은 정말 재미없고, 1분 정도 칫솔질을 하게 되면 치약 속 민트향으로 인해 정말 입 안이 깨끗해진 것 같은 개운한 착각이 들어서 그만 하게 됩니다. 칫솔질을 오래 하려면 내가 칫솔질에 집중하고 있다는 생각이 들지 않도록 칫솔질하면서 거실에서 TV를 보거나 스마트폰을 봐야 합니다. 칫솔질하는 시간이 지루해지면 안됩니다.

셋째, 집에 칫솔이 얼마나 많은지, 어떤 칫솔이 있는지 차이가 납니다.

가장 좋은 칫솔은 어떤 칫솔일까요? 5,000원짜리 칫솔일까요? 200원짜리 일회용 칫솔일까요? 가격이 높은 칫솔이 칫솔모 방향과 칫솔모 끝 처리가 달라서 저가의 칫솔보다 좋습니다. 하지만 명심해야 할 게 있습니다. 칫솔도 기능에 맞도록 사용해야 한다는 점입니다. 칫솔질 하는 시간이 길면 좋겠지만 짧은 분이 너무 부드러운 모로 칫솔질을 한다면 어떨까요? 잇몸 수술을 했는데, 보통모로 칫솔질을 한다면 어떻게 될까요? 아이가 사용하는 칫솔로 부모님이 칫솔질을 시켜준다면 과연 잘 닦일까요? 칫솔도 현재 사용하는 목적에 따라 종류를 다르게 해야 합니다. 또한 집에 칫솔은 여유분이 항상 구비되어 있어야 합니다. 칫솔모의 탄력은 30회 정도 사용하면 사라지기 시작하기 때문입니다.

어렸을 때부터 칫솔질에 과감하게 비용을 투자한다면 이 비용은 충치치료, 임플란트, 잇몸치료에 들어갈 어마어마한 비용보다 훨씬 적을 것이고, 치과에 가기 전 생기는 두려움과 스트레스, 치과의자에 앉아있는 공포감, 치료 후 결제해야 하는 치료비용으로부터 자유로워지실 것입니다.

2. 앞니의 잇몸 상태로 오른손잡이인지 왼손잡이인지 구분할 수 있는 경우가 있어요!

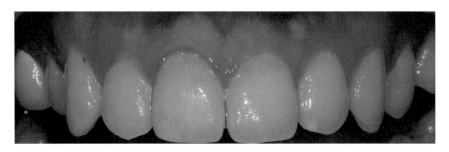

위 치아와 잇몸 상태를 가진 사람은 오른손잡이일까요, 왼손잡이일까요? 정답은 오른손잡이입니다. 주변에 왼손잡이보다는 오른손잡이가 많이 있는데, 칫솔질을 정말 잘하는 사람이 아니라면 위와 같은 사진의 양상을 보이는 경우가 많습니다.

사진 기준으로 오른쪽 치아에는 치태가 거의 보이지 않으며, 잇몸 역시 탄탄해보입니다. 이에 반해 왼쪽 치아에는 치태와 동시에 잇몸염증(치아 주변 붉게 보이는 잇몸)과 함께 아직 닦이지 않은 고춧가루가 보입니다.

이와는 반대인 경우도 있습니다.

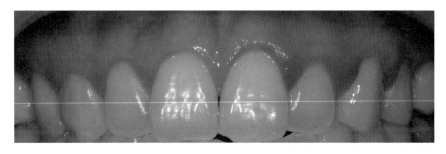

사진 기준으로 왼쪽은 잇몸 상태가 좋은데, 오른쪽은 잇몸 염증정도가 심합니다. 이 분의 경우는 왼손잡이입니다.

칫솔질을 할 때 치아 전체를 골고루 잘 닦는 사람은 그다지 많지 않습니다. 왼쪽 큰 어금니, 왼쪽 작은 어금니, 왼쪽 앞니, 오른쪽 앞니, 오른쪽 작은 어금니, 오른쪽 큰 어금니 순으로 꼼꼼하게 순서대로 칫솔질을 하지 않고 왼쪽 위 어금니 닦다가 오른쪽 위 어금니 닦다가 오른쪽 아래 어금니, 왼쪽 위 어금니 닦으면 어느 순간 치약의 화사한 향 덕분에 개운하다는 생각이 들고 앞니는 칫솔을 쥐고 있는 오른손이 닦기 편한 곳만 얼른 쓱쓱 닦고 마무리를 합니다.

오른손에 칫솔을 쥐고 있기 때문에 오른쪽 위 앞니를 닦기 위해서는 칫솔이 꺾여야 하는데, 무의식 중에 칫솔질을 하다보면 이 부분은 닦지 않고 지나치기 일쑤입니다.

아래와 같은 기사도 있습니다.

2019년 1월 23일 (경향신문) 오른손잡이, 양치할 때 왼손으로 '한 번 더'
한손으로만 양치질할 경우 미처 닦지 못하는 부분이 있어 주의해야한다. 서울대치과병원 원스톱 협진센터 치주과 이정원 교수는 "오른손잡이의 경우 왼쪽어금니 끝부분까지 꼼꼼히 닦기 어려워 번거롭더라도 왼손으로 한 번 더 닦는 것이 좋다"고 말했다.

결국 치아는 왼쪽와 오른쪽이 거의 대칭으로 맹출되어 있는데, 한 쪽 방향으로만 이를 닦다보면 닦이지 않는 부분이 있기 때문에 위와 같은 칫솔질에서 필요한 여러 tip 중 하나일 수 있는 이야기입니다.

칫솔질을 어떻게 하는 게 가장 좋을까?

왼쪽 오른쪽을 번갈아가면서 칫솔질을 하면 안됩니다. 칫솔질의 방향을 정해놓고 칫솔질을 시작하면 됩니다. 예를 들어 왼쪽 위 큰 어금니부터 반대방향으로 칫솔질을 하면 놓치는 부분이 없어집니다. 아래도 마찬가지입니다. 무조건 한쪽 방향에서 반대쪽 방향으로 멈추지 않고 칫솔질을 해야 합니다(68pg 참고).

3. 잇몸이 보내는 SOS 신호.
(이 닦을 때 피가 나요)

칫솔질을 할 때 피가 나면 잘못 닦은 것으로 생각해서 칫솔질을 멈추는 경우가 많이 있습니다. 피가 나면 멈춰야 할까요? 건강한 잇몸과 염증이 있는 잇몸은 아래 그림처럼 서로 다른 양상을 보입니다.

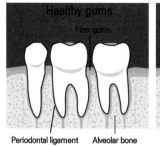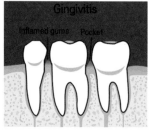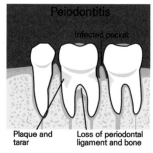

[좌측부터 사진1, 2, 3]

건강한 잇몸(사진1)

치조골(alveolar bone) 속에 뿌리가 치주인대(periodontal ligament)에 의해 연결이 되어 있고, 치아 주변 잇몸이 탄력있게 유지를 하고 있습니다.

치은염이 있는 잇몸(사진2)

치조골의 형태는 변화가 없지만 잇몸에 염증반응이 생기면서 약간 붉게 변하고, 잇몸이 붓습니다.

치주염이 있는 잇몸(사진3)

치은에 국한되어 있던 염증이 치조골까지 퍼지면서 치조골이 녹아내립니다.

우리의 몸은 외부의 적 즉 세균이 침입을 하면 방어를 하게 되는데, 방어를 할 때 꼭 필요한 게 백혈구입니다. 백혈구는 혈관을 타고 돌아다니기 때문에 세균이 침입하는 곳엔 미세신생혈관이 생깁니다.

미세신생혈관은 굉장히 연약해서 외부의 자극 즉 칫솔의 칫솔모에 의해서도 혈관이 터질 수 있고, 피가 날 수 있습니다. 하지만 피만 나는 것은 아닙니다. 칫솔모에 의해 혈관 주변의 염증 역시 제거가 됩니다.

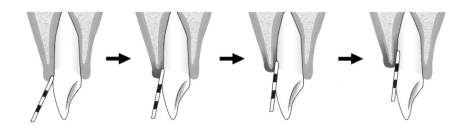

잇몸 염증이 생기면서 앞니 같은 경우에도 초반에는 잇몸에만 붉게 염증이 생깁니다. 이후 치조골이 녹기 시작하고, 결국 잇몸이 주저앉아버립니다. 위의 그림에서 보듯이 염증반응이 생긴 잇몸은 주변에 비해 빨갛기 때문에 거울로 잇몸을 살펴보면 손쉽게 알 수 있습니다.

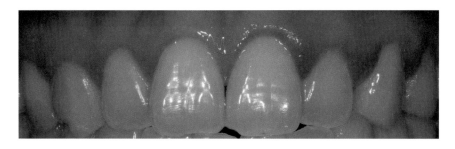

위의 사진을 보면 사진의 오른쪽 잇몸이 주변보다 붉게 보이는데, 염증이 생겼다는 의미이고, 칫솔질을 할 때 피가 날 가능성이 높습니다. 이럴 땐 빨리 스케일링 치료를 받고, 필요하다면 치주소파술과 같은 잇몸치료를 받아야 합니다. 이런 시기를 놓치면 뼈는 계속해서 녹게 되어, 결국 잇몸수술을 받아야 할 수도 있습니다.

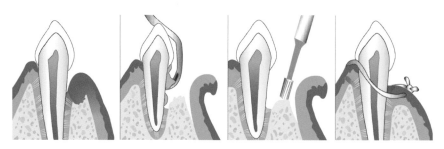

위 그림처럼 잇몸을 절개한 뒤 치아 뿌리에 붙어있는 치석과 치태 등을 제거하고 치조골의 모양까지 다듬은 뒤 잇몸을 꼬매는 일련의 잇몸수술을 받게 되면, 결과적으로 잇몸이 아래로 내려가서 뿌리가 노출되고, 치아와 치아 사이엔 공간이 생깁니다.

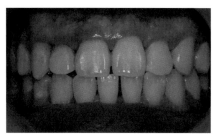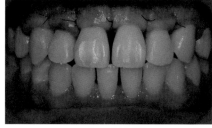

[치주수술 전후]

피가 날 때 칫솔질을 언제까지 해야 할까?

피가 난다고 해서 칫솔질을 멈추는 것처럼 어리석은 짓은 없습니다. 잇몸이 보내는 SOS 신호를 무시하는 것입니다. 그렇다고 칫솔질을 더 열심히 할 필요도 없습니다. 칫솔질은 총 5분 정도 하는 게 좋은데, 4분은 전체 치아 칫솔질에 할애를 하고, 나머지 1분 정도를 피가 난 부분을 집중적으로 부드럽게 칫솔질하면 됩니다. 이 때 워터픽도 함께 사용하는 것은 필수입니다.

4. 스케일링을 받고 며칠 지나고 보니 까만 치석이 또 보인다면?

스케일링은 치석과 치태를 제거하는 치과시술입니다. 수기구를 이용해서 치석을 제거할 수도 있지만, 대부분은 초음파 기구를 이용해서 치석을 제거합니다. 하지만 스케일링 시술을 받았는데, 며칠 뒤 입안을 보니 치석이 보인다면 기분이 어떨까요? 치석을 제대로 제거를 안 한 건 아닌지, 바쁘다고 대충 스케일링을 한 건 아닌지… 한마디로 기분이 좋지 않을 것입니다.

물론 치석을 제대로 제거하지 않았을 가능성도 있지만, 스케일링 받고 나서 바로 보인 치석이 아니라 며칠이 지나서 보인 치석이라면 스케일링 당시엔 눈에 보이는 치석을 모두 제거했을 것입니다.

치석은 크게 두 가지로 나뉩니다.

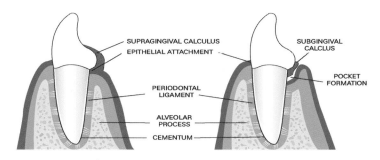

잇몸바깥으로 보이는 치석과 잇몸 안쪽에 있어서 보이지 않는 치석입니다. 눈에 보이는 치석은 스케일링으로 대부분 제거가 됩니다. 눈에 빤히 보이는 치석을 제거하지 않는 치과의사나 치과위생사는 없겠죠?

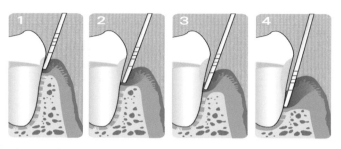

그런데 문제는 눈에 보이지 않는 치은연하치석입니다. 위 그림은 치석과 치태에 의해 생기는 치주질환의 진행을 나타냅니다. 이 중에서 눈 여겨 봐야 할 부분은 아래와 같습니다.

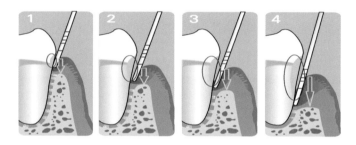

잇몸 염증이 진행될수록 빨간 색 원의 치석은 치아 뿌리 쪽 깊숙이까지 생기고, 동시에 노란색 화살표가 가리키는 치조골은 계속해서 녹아서 높이가 낮아집니다. 이렇게 치조골이 녹고 염증이 더 커지는 악순환을 막기 위해 스케일링을 하는 것인데, 위 그림 중 3번의 경우 스케일링을 한 뒤 어떤 변화가 나타날까요?

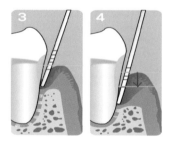

치석이 제거되면 부어있던 잇몸이 정상적으로 가라앉습니다. 건강한 잇몸은 치조골과 일정 거리를 유지하는데, 염증이 생기면 잇몸이 부으면서 치조골과의 거리가 멀어집니다. 하지만 정상으로 되돌아온 잇몸으로 인해 스케일링 후 치아 뿌리가 노출될 수도 있고, 치아가 시릴 수도 있습니다. 이와 동시에 잇몸 안쪽에 존재해있던 치은연하치석 역시 노출됩니다. 그림에서 노란선 사이의 치석이 눈에 보이는 것입니다. 그래서 스케일링을 받았음에도 불구하고 며칠이 지나서 치아를 보니 까만 치석이 눈에 보이는 것입니다.

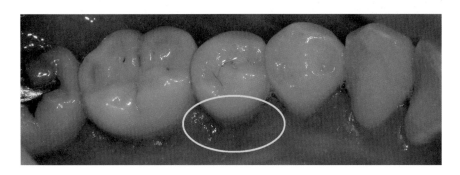

아래 어금니 안쪽의 모습입니다. 치석과 치태로 인해 잇몸에 염증이 많이 생겨서 잇몸 색상이 검붉게 되어있습니다. 그리고 잇몸가장자리에 치석도 보입니다. 스케일링이 당연히 필요한 상태이기 때문에, 스케일링을 했습니다. 2주 뒤 이 부위는 어떻게 변했을까요?

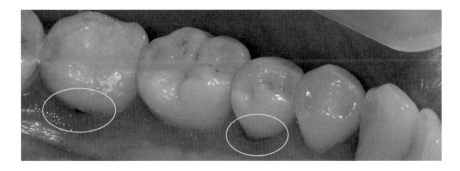

부어있던 잇몸이 약간 줄어들었고, 검붉었던 잇몸색상이 달라졌지만, 아직도 약간 붉게 보입니다. 그리고 동시에 전에 보이지 않았던 까만 치석이 잇몸 가장자리에 보입니다. 바로 이게 치은연하치석입니다. 스케일링이 잘못된 게 아니라 잇몸이 치유되면서 나타나는 중간과정입니다. 치석을 추가로 제거하거나 마취를 한 뒤 잇몸염증과 치석을 동시에 제거하는 치주소파술 치료를 합니다.

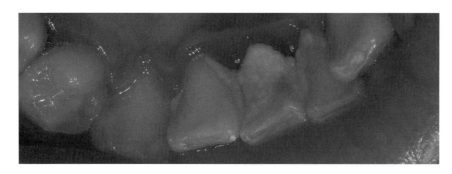

치은연하치석은 대부분 새까만 반면에, 치은 연상 치석은 생긴지 얼마되지 않아 노랗게 보이기도 합니다.

그래서 스케일링 후 검은 색 치석이 보인다면 '잇몸 속 깊숙한 곳에 있던 치석이 드디어 보이는구나!'라고 기뻐하셔야 합니다. 왜냐하면 치석이 잔존하면 지속적으로 잇몸염증을 유발하고, 결국 치조골을 녹이기 때문입니다.

5. 잇몸이 좋아보이는데
잇몸치료를 하라고 한다면?
눈에 보이지 않는 치석.

치과에 오시는 분들의 이유는 다양합니다. 충치가 보여서, 충치가 있는 것 같아서, 입에서 냄새가 나서, 임플란트 상담 받으려고, 사랑니를 뽑으러 등등. 치과에 오시는 이유는 제각각이지만 지향하는 목표는 하나입니다. 잘 씹어 먹고 살자.

어떤 건물이든지 가장 중요한 건 기초공사입니다. 건물을 올릴 때 바닥을 다지는데 총 공사기간의 1/3이상이 소요되듯이, 구강 내부도 마찬가지입니다. 구강 내에서의 기초공사는 잇몸입니다. 잇몸이 건강해야 잇몸 주변에 있는 치아나 임플란트, 틀니 등이 튼튼한 것입니다.

잇몸을 건강하게 유지하는 방법 중 가장 좋은 건 올바른 칫솔질이고, 그 다음으로 좋은 건 주기적으로 치석을 제거하는 스케일링입니다.

스케일링을 받기 위해서 치과에 오시는 분들을 제외하고 다른 이유로 치과에 오시는 분들 모두에게 스케일링을 권하지는 않습니다. 평소 구강관리가 잘된 경우 치석이 거의 없기 때문입니다. 하지만 치석이 보이면 스케일링을 권해드립니다.

그런데 스케일링을 왜 받아야 하는지 모르겠다고 하는 분이 간혹 계시는데, 이유는 거울로 비춰본 치아의 앞쪽에는 치석이 없는 경우가 많기 때문입니다. 무슨 말일까요?

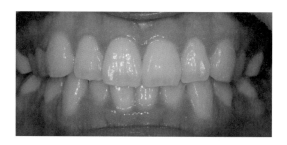

앞에서 봤을 때의 모습입니다. 치아와 잇몸 모두 건강해보입니다. 하지만 이건 착시일 뿐입니다. 안쪽을 보면 겉과는 전혀 다른 세상입니다.

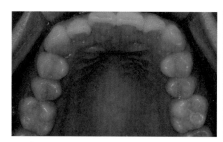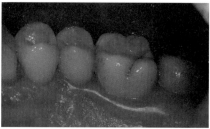

위 치아 입천장 쪽 치아 주변 잇몸이 모두 붉게 변해있습니다. 이건 염증이 있다는 것입니다. 아래 치아는 치석이 눈에 확연히 보입니다. 아래 앞니 안쪽에 하얀 덩어리들 보이시죠? 바로 치석입니다. 좀 더 가까이 확대해서 보면 아래와 같습니다.

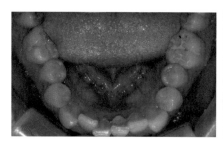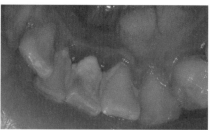

집에서 칫솔질을 하고 치아를 보더라도 안쪽을 살펴보기는 쉽지 않습니다. 저 역시도 집에서 안쪽 잇몸을 보기는 어렵습니다.

눈에 보이는 잇몸은 건강해보이지만 눈으로 잘 볼 수 없는 안쪽 잇몸에 치석, 염증이 많더라도 '나는 치석이 없다!'라는 착각에 빠질 수 있습니다. 칫솔질을 열심히 하는 분이지만 바깥쪽만 열심히 이를 닦고, 안쪽은 자꾸 잊어버리고 놓친 것입니다.

집에서 부은 잇몸과 치석이 보이지 않는다고 하더라도 치과는 꼭 6개월마다 방문하여 입 안 속까지 살펴보셔야 합니다.

6. 스케일링 받을 때
너무 시린데 어떻게 하면 될까?

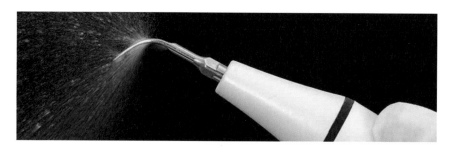

스케일링은 초음파 기구를 이용해서 치아에 붙어있는 치석과 치태를 제거하는 치료입니다. 초음파 기구가 작동할 때 열이 발생하기 때문에 이 열을 식히기 위해서 물을 뿌리면서 스케일링을 합니다.

치아가 시린 이유는 크게 두 가지로 나눠서 생각해볼 수 있습니다.

첫 번째, 치아 자체적인 이유입니다. 뿌리가 노출되었거나, 치아가 패였을 경우입니다. 치아의 구조를 살펴보면 아래 그림과 같습니다.

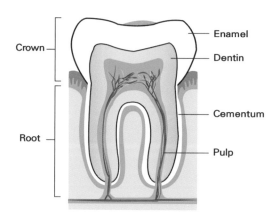

치아가 시린 이유는 어떠한 이유에서든지 dentin(상아질)이 외부로 노출될 때입니다. 치아의 머리 부분은 enamel(법랑질)이 dentin을 보호하고 있고, 뿌리 부분은 cementum(백악질)이 보호하고 있으면서 동시에 잇몸이 cementum을 덮고 있습니다. 뿌리 부분에서의 보호 역할은 cementum보다는 잇몸이 거의 다 담당하고 있습니다.

그런데 enamel의 일부가 떨어져나가거나, 잇몸이 퇴축되어 cementum이 노출되면 치아는 시리게 됩니다. 칫솔질할 때 시릴 수 있고, 칫솔질 후 찬물로 입을 헹굴 때 시릴 수 있습니다. 당연히 물을 사용하는 스케일링 치료시에도 시립니다. 이땐 스케일링 전에 미리 치료받는 게 좋겠죠?

하지만 enamel의 파절이 치료할 정도가 아니거나, 뿌리가 아주 약간만 노출되었다면 치료하는 게 치아에는 악영향을 끼칠 수 있는 경우가 있습니다.

두 번째 이유는 스케일링할 때 물이 차갑다는 것입니다.

시간이 흐르면서 우리 몸의 기능은 조금씩 안 좋아집니다. 매일매일 우리 몸을 사용하기 때문입니다. 치아 역시 조금씩 마모가 되는 것은 당연한 것이고, 잇몸이 약간씩 내려가는 것 역시 당연한 것입니다. 병적인 변화가 아닌 생리적인 변화는 치료를 하는 게 치아에 해를 가하는 것일 수 있기 때문에, 다른 방법으로 스케일링을 할 때의 불편함을 해소해야 합니다.

그래서 스케일링할 때 사용하는 물을 차갑지 않게 합니다. 주수량이 많기 때문에 초음파 스케일러의 의해 발생하는 열은 충분히 제거할 수 있습니다.

한 겨울에 칫솔질 후 이가 시려서 따뜻한 물로 입을 헹구는 것과 비슷합니다.

7. 스케일링을 하고 나니 이 사이로 바람이 송송 통해요.

스케일링은 치아에 붙어있는 치석을 제거하는 술식입니다. 하지만 스케일링을 한 뒤 예전에 비해 불편한 게 생겼다는 분들이 간혹 계십니다. 그 중 가장 많은 불만사항이 잇몸이 내려가서 치아 사이가 벌어져보인다는 것입니다.

스케일링을 해서 치아 사이가 벌어졌을까요? 절반은 맞는 이야기입니다.

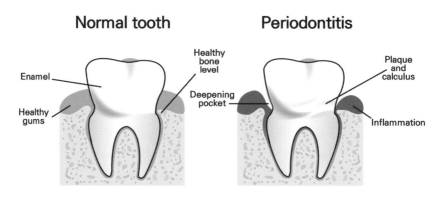

왼쪽은 정상적인 건강한 치아와 잇몸이고, 오른쪽은 치주질환에 이환된 치아와 잇몸입니다. 치석이 끼면서 잇몸이 치아에서 들떠보이고, 잇몸색상 역시 빨갛게 보입니다.

사진1(163pg 참고)은 스케일링 하기 전 잇몸 사진입니다. 잇몸이 부어있고, 심한 부분은 주변 색상과 다르게 빨갛게 변해있습니다. 이 상태에서 잇몸뼈의 상태를 추정해보면 사진2와 같습니다. 염증이 있는 부위의 치조골은 녹아있을 것이기 때

문에 치조골 가장자리로 추정되는 흰색 선이 부드러운 곡선 모양이지만, 작은 어금니의 경우 잇몸이 건강하기 때문에 흰색 선이 날카롭게 그려진 것입니다.

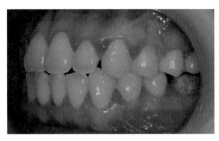 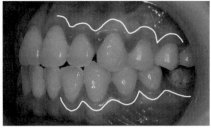

[좌측부터 사진1, 2]

스케일링을 한 뒤 어떤 변화가 나타났을까요?

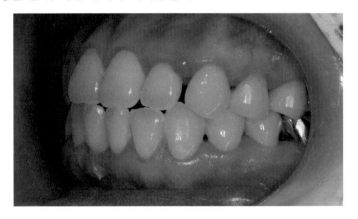

전체적으로 잇몸 색상이 균일해졌습니다. 그리고 잇몸 염증이 심했었던 곳은 치아와 치아 사이에 공간이 생겼습니다. 치조골이 이미 녹아버린 곳이기 때문입니다. 잇몸이 부어서 공간이 보이지 않았던 것이고, 이 공간 내부 잇몸은 탄탄하지 않기 때문에 외부의 미생물, 음식물들이 저류하기 쉬워 결국 또 다른 염증이 유발됩니다. 잇몸염증의 악순환인 것입니다.

스케일링 후 위와 같은 공간이 생겼다는 것은 이제까지 감춰져있던 치석이 드디어 세상으로 나온 것이고, 지금 이 상태에서 구강관리가 잘 될 수 있는 것이기에 불만을 가지기보다는 구강관리를 열심히 할 수 있는 계기라고 생각하면 좋겠습니다.

'전 풍치가 있어요!'라는 말은 어떤 의미일까요? 풍치는 단어 그대로 風齒입니다. 바람이 통하는 치아. 바람이 왜 통할까요? 잇몸 염증 때문에 치조골이 녹고, 녹은 치조골을 따라 잇몸이 푹 꺼지고 난 뒤 생긴 치아 사이 공간으로 바람이 통한다고 해서 불려지는 이름입니다. 그런데 풍치가 있다고 무조건 좋지 않은 것은 아닙니다. 염증이 남아서 치아 사이 공간이 없는 것처럼 보이는 것보다는 치아 사이 공간이 생기고 잇몸이 건강한 게 더 이상 잇몸질환이 진행되는 것을 막을 수 있기 때문입니다.

8. 잇몸이 아프면
우리 몸도 아프다.

잇몸과 치조골을 함께 지칭하는 단어로 치주라는 말을 사용합니다. 그래서 치주 질환이라고 하면 단순히 잇몸에 약간 염증이 있는 상태라기 보다는 치조골까지 잇몸염증이 퍼져서 치조골이 녹기 시작한 상태를 말합니다.

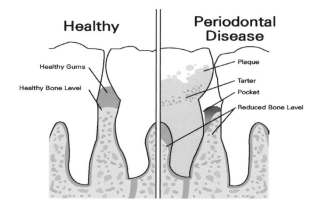

이런 입 안 속 치주질환이 전신질환과 연관이 되어있다는 많은 연구와 이에 기반한 기사를 보신 적이 있을 것입니다.

- 2009년 3월 19일 (세계일보) 치주질환 전신 건강 위협
- 2010년 3월 22일 (한겨레) 잇몸병 놔뒀다가 당뇨병 키울수도
- 2014년 11월 10일 (한국일보) 무서운 치주질환, 조기 발견 및 치료가 중요
- 2015년 3월 25일 (동아일보) "치주질환 방치땐 치매 발병 가능성 높아"
- 2017년 5월 30일 (경향신문) 「만성질환을 이기자」(18)
                          치주질환, 뇌·심장 등 진신건깅에 익영향
- 2017년 7월 19일 (국민일보) 전신건강 위해서도 치주질환 예방해야
- 2018년 3월 20일 (경향신문) 치주질환은 당뇨·암·치매 등 만병의 근원

- 2018년 3월 22일 (전자신문) 치주질환 '황반변성' 유발에도 영향 미친다
- 2018년 3월 27일 (스포츠월드) 치주질환, 동맥경화·당뇨병 전신질환에 악영향
- 2018년 11월 16일 (머니투데이) 치주질환 방치했다간… 가슴 아픈 女, 고개숙인 男

실제 이런 기사의 근거가 되는 논문들은 굉장히 많은데 일부만 인용하자면 아래와 같습니다..

- Contribution of Periodontal Disease in Atherosclerosis
  JOURNAL OF BACTERIOLOGY AND VIROLOGY Vol.45
  No.2, 2015.06, 165-170 (6 pages)
- 공복혈당장애 및 당뇨병과 치주질환의 관련성
  한국산학기술학회논문지 제16권 제1호, 2015.01, 389-396 (8 pages)
- Link between Periodontal Disease and Diabetes
  JOURNAL OF BACTERIOLOGY AND VIROLOGY
  Vol.46 No.1, 2016.03, 52-56 (5 pages)
- The association of periodontal disease and cardiovascular disease risk:
  Results from the Hispanic Community Health Study/Study of Latinos
  Journal of Periodontology Vol.89 No.7 pages : 729-893

현재까지 치주질환이 전신질환과 연관이 되어있다는 걸 간략하게 요약하면 아래와 같습니다.

(1) 심혈관 질환
치주질환이 있는 사람들은 심장 마비, 뇌졸중의 위험이 상대적으로 높고, 질환이 심할수록 위험도가 더 큽니다

(2) 심장내막염
치주질환의 세균이 혈류를 타고 손상을 입은 심장에 영향을 미칠 수 있습니다.

(3) 출산
조산을 할 수 있거나, 아이가 저체중 상태로 출산될 수 있습니다.

(4) 폐렴

입 안 가득한 박테리아가 폐로 이동하여 폐렴을 일으킬 가능성이 커집니다.

이외에도 치주질환은 전신적으로 많은 악영향을 끼칩니다. 치주질환이 전신적으로 영향력이 끼치는 이유는 치주질환이 있는 곳에서의 세균들이 혈관을 타고 심장으로 들어간 뒤 전체 몸으로 퍼지기 때문입니다. 우리의 몸은 외부 세균의 침입에 대한 저항을 가지고 잇는데, 치주 쪽은 저항선이 쉽게 무너질 수 있는 취약한 부분이면서 동시에 우리 장기 중 외부와 바로 연결이 되어 있으면서 평상 시에도 수많은 세균들이 서식을 하는 곳이기도 합니다. 그래서 염증이 생기면 더 치명적인 곳이기도 합니다.

9. 스케일링 하다가 때운 게 떨어졌다면 그 책임은?

치아 목 부위가 패이는 경우가 많습니다.

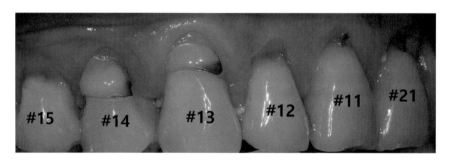

#15, #14, #13 치아 모두 예전에 패인 부분의 치료를 받으셨던 것 같습니다. #15의 경우는 메꿨던 재료가 거의 다 사라졌고, #14, #13 치아는 치료받은 부위 가장자리가 변색되어 있습니다. 변색되었다는 건 접착제가 떨어져 나가면서 틈이 생긴 것입니다. 이 부위에 스케일링 팁이 닿게 된다면 어떻게 될까요?

운이 좋으면 그대로 유지가 되겠지만, 초음파에 의한 진동으로 인해 메꿨던 재료가 뚝 떨어질수도 있습니다.

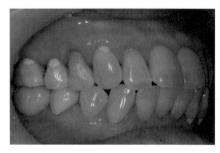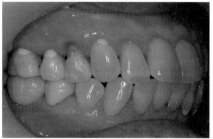

왼쪽은 스케일링 전 촬영한 사진이고, 스케일러를 대자 때워져있던 게 뚝 떨어져 버린 후 촬영한 사진입니다. 스케일링을 했음에도 불구하고 주변에 때워져있는 건 그대로 잘 유지가 되고 있는 게 보입니다. 치아의 옆구리가 패인 경우 치료를 할 때 가장 중요한 부분이 접착인데, 이 접착이 이미 느슨해져버린 상태였던 것입니다. 이전의 사진처럼 주변에 변색이 되어 있던 것도 아니었기 때문에, 술자나 환자 모두 당황스러운 상황이 연출된 것입니다.

스케일링 전에 이게 떨어질 수도 있다라고 설명을 들었더라도 '이런 일이 벌어지면 괜히 스케일링을 했나?'라는 생각이 들 수도 있습니다. 제가 보기에 이럴 땐 치료 비용의 절반을 부담하는 게 좋을 것 같다는 생각이 드는데, 어떠신가요?

10. 인사돌, 이가탄
정말 잇몸에 좋나?

잇몸 관리 일반 의약품의 양대 산맥이 있습니다. 인사돌과 이가탄. 잇몸에 좋다고 하는데 어디까지 좋은 것일까요?

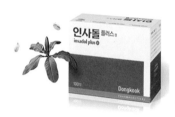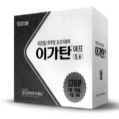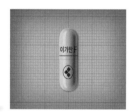

둘 다 의약품이기 때문에 일정 정도의 부작용과 주의사항은 있습니다. 또한 성분이 다르기 때문에 식전에 먹기도 하고, 식후에 먹기도 합니다. 어떤 게 더 좋다, 안좋다라고 할 수는 없지만 공통점이 있습니다. 이 약들의 효능, 효과는 동일합니다.

인사돌의 효능, 효과
- 치주치료 후 치은염(잇몸염), 경, 중등도 치주염의 보조치료
이가탄의 효능, 효과
- 치주치료 후 치은염(잇몸염), 경, 중등도 치주염의 보조치료

이 약의 복용을 하기 위한 전제조건은 치주치료입니다. 치주치료란 스케일링, 치주 소파술 등의 치석 또는 잇몸의 염증을 제거하는 것을 말합니다.

얼굴에 비타민 C 용액을 바르고, 흡수를 시키면 피부가 좋아집니다. 그렇다고 얼

굴을 씻지 않고 비타민 C 용액을 바르면 될까요? 인사돌이나 이가탄 역시 잇몸을 치과에서 물리적으로 건강하게 만들면서 복용하는 보조제일 뿐입니다. 하지만 약간의 항염증작용이 있기 때문에 잇몸에서 피가 조금 나는 경우 이 약을 복용하면 일시적으로 잇몸이 좋아지는 효과는 있지만, 말 그대로 잠시뿐입니다.

치주치료 후 인사돌, 이가탄을 복용하면 잇몸의 치유가 잘 되는 것은 맞습니다. 하지만 절대 약에만 의존하면 안됩니다. 그럼 잇몸병을 더 키우는 것 밖에 되지 않기 때문입니다.

1. 발치했는데
피가 멈추질 않을 땐?

치과에서 치아를 뽑은 뒤 집에 갔더니 피가 멈추지 않고 덩어리 형태로 계속해서 나오는 경우가 있습니다. 그래서 치과에서 받아간 거즈를 발치부위에 넣고 꽉 무는 것을 반복해도 지혈이 안 되면 '잘못되면 어떡하나?'라는 걱정이 들기까지 합니다.

집에서 치아가 흔들려서 손으로 만졌더니 빠진 경우에는 피가 잘 나지도 않는데, 치과에서 치아를 뽑았더니 지혈이 안 된다면 이유는 무엇이고, 집에서는 어떻게 하는 게 가장 좋을까요?

지혈이 잘 안 되는 이유는 물리적인 부분과 화학적인 부분이 있습니다. 화학적인 부분의 경우 집에서 어떻게 조치를 한다는 게 어렵기 때문에 바로 치과에 가는 게 좋습니다. 밤이나 새벽이라면 응급실에 가야겠죠? 대표적으로 아스피린을 복용하고 있다는 걸 잊고 발치를 한 경우입니다. 아스피린 이외에도 오메가 3 역시 지혈을 방해하기 때문에 지혈에 어려움을 겪을 가능성이 큽니다.

하지만 위에서 언급한 부분은 치과에 가서 치아를 뽑기 전 치과에서도 확인을 하는 부분이기 때문에 위와 같은 경우를 제외하고 지혈이 되지 않을 땐 거의 두 가지 중 하나일 가능성이 높습니다.

첫 번째는 치과에서 발치 후 준 거즈를 잘못 무는 경우입니다. 밤새내내 피가 멈추질 않아서 거즈를 계속 물고 있었는데, 피가 멈추질 않는다고 급하게 치과에 전화가 오는 경우가 있습니다. 또는 피를 머금은 상태로 치과에 진료를 시작하기 전부터 와계시는 분도 계십니다. 이때 거즈를 물고는 계시는데, 자세히 들여다보면 이를 뺀 부분이 아니라 뺀 부분 옆 치아에 거즈가 위치해 있는 경우가 많습니다. 지혈을 하는 여러 방법 중 가장 확실한 건 혈관에서 더 이상 피가 나오지 않도록 압박을 하는 것입니다.

사진1의 왼쪽 아래에 있는 사랑니를 발치했습니다.

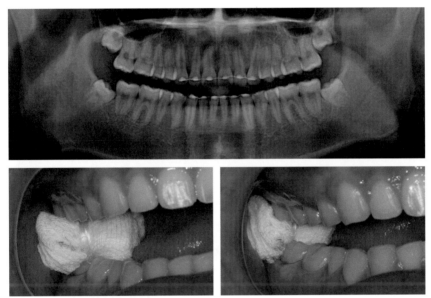

[상단 사진부터 반시계방향으로 사진1, 2, 3]

사랑니를 발치하고 나서 지혈을 하기 위해서 거즈를 무는데, 대부분의 경우 사진2와 같이 거즈를 뭅니다. 사랑니를 뺀 부위가 안쪽이라서 눈으로 정확히 보면서 거즈의 위치를 잡기는 어렵습니다. 하지만 이렇게 거즈를 물고 있다간 지혈이 잘 되지 않게 됩니다. 왜냐하면 현재 두 번째 큰 어금니를 물고 있기 때문입니다. 뺀 자리를 압박하기 위해서 거즈를 무는 것인데, 실제로 사랑니를 뺀 공간엔 어떤 압박도 가해지고 있지 않는 것입니다.

사진3 처럼 거즈를 물어야 지혈이 됩니다. 임플란트를 하거나 치조골이식 등의 치료를 할 땐 거즈를 물지 않아야 하는 경우가 있지만, 발치만 한 경우라면 무조건 발치공간에 직접 압박을 할 수 있도록 거즈의 위치를 잡아야 합니다.

두 번째는 이를 뽑기 전 치아 주변에 염증이 많이 있었던 경우입니다.

치주염이 너무 심해지면 뿌리 주변까지 세균이 퍼져서 뼈를 녹게 만듭니다. 뼈가 녹으면서 이 부위는 염증조직이 생기고, 동시에 우리 몸에서는 방어를 하는 과정에서 모세혈관이 많이 생성됩니다. 이때 발치를 하면 치아만 쏙 빠지는 게 아니라 주변 염증도 같이 제거되기도 합니다. 물론 치아만 빠질 경우 뿌리 주변의 염증을 기구를 통해 모두 긁어냅니다. 핏덩어리와 유사한 육아조직을 긁어낼 때 염증조직 하방에 있는 건전한 뼈가 긁힐 때까지 모든 육아조직들을 제거해야 뼈가 다시 생성되는 데 방해가 되지 않습니다. 하지만 모세혈관이 많이 있는 관계로 출혈이 많이 나타납니다. 이런 경우 치과에서는 치아를 뽑은 뒤 지혈제를 뽑은 공간에 넣어주고 봉합을 합니다. 봉합 후 당연히 거즈도 물게 됩니다.

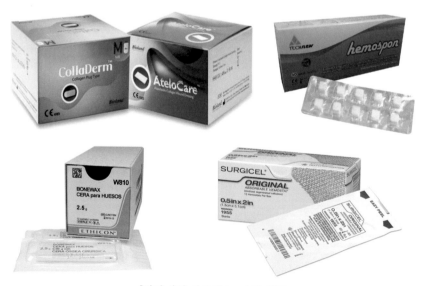

[치과에서 사용하는 지혈제들]

그럼에도 불구하고 피가 계속 나는 경우가 있습니다. 멈추지 않고 핏덩어리들이 계속해서 생긴다면 이땐 치과에서 받아온 거즈 2장을 빨대처럼 동그랗게 말아서 정수기 물에 담궈 촉촉하게 만든 뒤, 이 뽑은 자리 속으로 쑥 집어 넣고나서 다시 거즈로 그 부위를 꽉 뭅니다. 뽑은 공간 안의 혈관을 거즈로 직접 압박하는 것입니다. 이렇게 30분 정도 물고 있다가 거즈를 뺀 뒤, 이제는 통상적인 방법으로 거즈를 물고 30분 정도 지나면 대부분은 지혈이 됩니다.

위의 방법은 집에서 당장 직접할 수 있는 방법인데, 이럼에도 불구하고 지혈이 되지 않는다면 빨리 치과나 응급실을 가야 합니다.

2. 아픈 적이 없었는데, 치아를 빼야 한다고?

오랜만에 스케일링을 받으러 오신 분들 중에 치아 주변 치주 상태가 좋지 않은 경우가 있습니다. 어떻게 이런 상태가 되었는데 괜찮았을까?라는 생각이 들 정도인 경우도 있습니다. 잇몸상태가 좋지 않으면 치아 주변에서는 어떤 일이 벌어질까요?

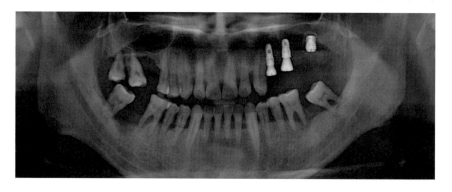

위와 같은 상태의 분이 계십니다. 파노라마 사진 상의 오른쪽 아래 부분의 치아 뿌리 상태가 좋지 않습니다. 이 부분만 확대해서 볼까요?

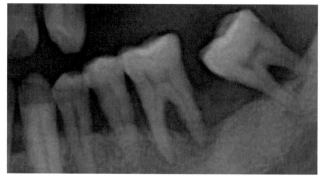

사진 상으로 볼 때 치아 뿌리가 매끄럽지 않고 울퉁불퉁해보입니다. 실제로 구강

내에서는 잇몸이 붉게 되어 있고, 부어 있었습니다. 자발통은 없었지만 이 치아들을 뽑고 바로 임플란트 시술을 하여 아래와 같이 되었습니다.

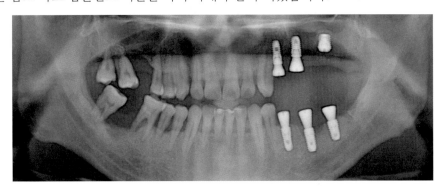

뽑았던 치아들의 실제 모습은 어떨까요?

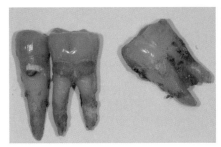
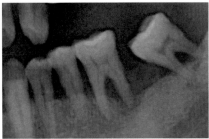

뿌리 주변에 까만 돌덩어리들이 붙어 있습니다. 그런데 구강 내에서는 잘 보이지 않았습니다. 치석들이 아래처럼 잇몸에 감춰져 있었기 때문입니다.

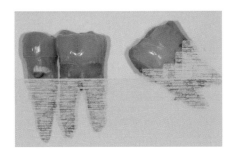

치석이 잇몸 속까지 파고 들어가기 전에 미리 제거를 해야 하는데, 이게 바로 스케일링입니다. 이런 상태가 되기 전에 정기적으로 스케일링을 하는 것은 굉장히 중요한데, 실제로 놓치는 경우가 많습니다.

또한 이런 경우도 있습니다.

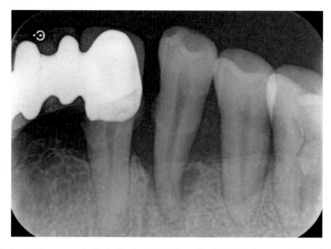

치아가 약간 바깥으로 튀어나와서 밥 먹을 때 불편하다고 오셨습니다. 대수롭지 않게 생각하고 오셨는데, 치료 방향은 발치 후 임플란트 치료였습니다. 이 치아 역시 뿌리 표면이 매끄럽지 않습니다. 매끄럽지 않은 곳에 있는 치석이 뿌리 끝까지 가서 결국 치아를 치조골에서 분리시켜버린 것입니다.

치조골은 외부에서 침입을 받더라도 굉장히 의연합니다. 세균이 들어오면 세균이 번식할 때까지 잠자코 있습니다. 세균의 침범 범위가 넓어지면 세균을 없애려기보다는 더 이상 침투하지 못하도록 염증 주변에 뼈를 좀 더 단단하게 만드는 일을 합니다. 그래서 세균이 치조골을 열심히 공격하더라도 정작 내 자신은 눈치를 채지 못합니다.

하지만 언제까지 버틸 수는 없습니다. 나쁜 세균 돌덩어리를 꼭 미리 제거해줘야 합니다. 그래서 스케일링은 굉장히 중요한 내 치아 사랑 방법입니다.

3. 밥 먹을 때 이가
갑자기 찌릿하면서 아플 때!

충치치료 받을 일이 없을 정도로 치아 자체가 튼튼하다면 치아가 깨질 수 있다는 점을 항상 생각하고 있어야 합니다. 강한 대나무는 거센 바람에 꺾일 수 있지만, 약한 갈대는 부러지지 않는 것과 유사합니다.

사람마다 얼굴, 피부, 성격 등이 다르듯이 우리 몸의 하나인 치아 역시 사람마다 특징이 다릅니다. 대표적으로 치아의 강도에서 차이가 납니다. 어떤 치아는 매우 단단해서 충치가 잘 생기지 않고, 어떤 치아는 너무 물러서 충치가 잘 생깁니다.

충치가 잘 생기는 치아는 치아 자체의 강도가 약하기 때문에 실금이 잘 생기지 않지만, 충치가 잘 생기지 않는 치아는 대체적으로 실금이 잘 생깁니다. 강한 치아끼리 부딪히기 때문입니다. 약간의 실금은 생활하는데 지장을 주지는 않지만 간혹 치아가 깨지는 일이 발생되기도 합니다.

치아의 머리가 깨질 때

치아가 깨질 때 잇몸 바깥으로 나와있는 치아의 머리 부분이 깨지면 다행입니다. 왜냐하면 치아를 씌우면 되기 때문입니다.

다음 사진(180pg 참고)은 왼쪽 큰 어금니가 깨진 경우입니다(사진1). 엑스레이 상에서 뿌리 부분에 영향을 주지 않고, 치아의 머리만 깨졌기 때문에 신경치료 후 크라운 치료로 이 치아를 살릴 수 있었습니다(사진2).

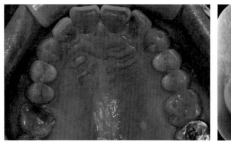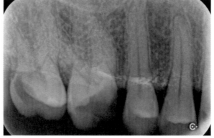

[좌측부터 사진1, 2]

치아의 뿌리가 깨질 때

뿌리가 깨졌다면 이 치아를 살릴 수 있는 방법은 없습니다.

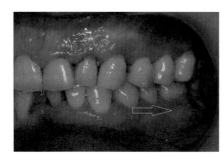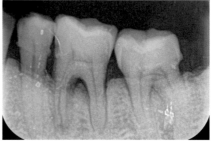

식사를 하다가 왼쪽 아래 어금니가 시큰거려서 밥을 반대로 씹어서 먹었는데, 며칠 지나니 잇몸이 부풀어올라서 치과에 오셨습니다. 겉으로 봤을 땐 정상으로 보였기 때문에 진단을 위해 엑스레이 촬영을 했습니다.

보이시나요? 뿌리 끝이 갈라져 있습니다. 즉 뿌리가 세로 방향으로 부러진 것입니다. 과도한 씹는 힘이 뿌리로 전달되다가 뿌리가 견디지 못했습니다. 이땐 발치하는 것 이외에 다른 치료 방법은 없습니다.

이렇게 증상이 나타난 경우 바로 치과에 오시면 어쩔 수 없이 치아를 뽑게 되더라도 뿌리 주변 치조골은 그대로 보존할 수 있고, 결과적으로 뽑는 날 바로 임플란트 치료를 할 수 있습니다. 시간과 비용 모두 절약이 됩니다. 왜냐구요? 뿌리가 파절되고 오랜 기간이 지나면 뿌리 주변 뼈가 모두 녹아서 광범위한 뼈이식이 필요하고, 치료기간 역시 증가하기 때문입니다. 아래 파노라마 사진의 경우가 그렇습니다.

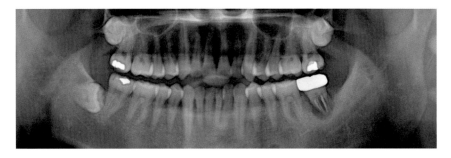

오른쪽 아래 어금니 뿌리 주변 뼈가 검게 변했죠? 뼈가 사라졌다는 의미입니다.

치아 파절을 막는 방법이 있을까요?

치아 파절은 100%는 아니지만 대부분 매우 단단한 어금니에 나타납니다. 치아가 단단하면 씹는 힘 역시 셉니다. 힘이 세니 당연히 치아에 무리가 갈 수 밖에 없습니다. 씹는 힘으로 인해 두통이나 턱관절 장애가 올 수도 있습니다. 이땐 본인 스스로 밥을 먹을 때 덜 세게 씹어보도록 하고, 이게 정말 힘들다면 보톡스 치료를 받으면 좋습니다. 간혹 신경치료를 받은 치아의 뿌리가 깨지는 경우가 있는데, 이건 어쩔 수 없는 것 같습니다.

4. 이를 심하게 갈면
치아 뿌리가 깨질 수 있습니다.

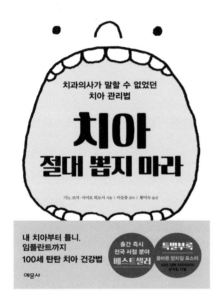

이 책을 보면 밥을 먹을 때를 제외하고 위아래 치아가 닿지 않아야 한다고 합니다. 식사시를 제외하곤 대부분 치아에 해로운 힘이 전달되기 때문입니다. 수면 중에 나타나는 이갈이나 이악물기, 또는 집중할 때 나도 모르게 꽉 무는 현상 등. 하지만 식사 시에도 치아에 해를 가하는 행동을 하는 사람들도 많습니다. 고기를 먹을 때 일반적인 힘으로 씹는 게 아니라 세상 모든 고기를 이로 끊어버리겠다는 심정으로 위 아래 치아를 세게 가는 것입니다.

치아는 씹는 면에 굴곡이 있습니다. 하지만 씹는 힘이 센 사람들은 치아의 굴곡이 사라지고 편평해집니다. 초식동물의 치아와 유사합니다. 본인도 모르게 본인의 치아에 위해를 가하면 치아는 어느 순간 금이 가고, 빼야 하는 경우도 생깁니다. 또한 치아의 머리 부분에서는 힘을 견뎌냈지만, 뿌리 쪽에서 견디지 못하고 뼈 속에 있는 뿌리가 부러지기도 합니다.

사진1을 보면, 오른쪽 아래 끝에서 두 번째 치아의 뿌리 중 왼쪽의 뿌리가 두 겹으로 보입니다. 스틱을 물어보니 아프다고 하셨습니다. 전형적인 파절 증상이었습

니다.

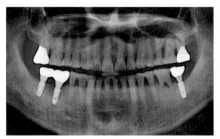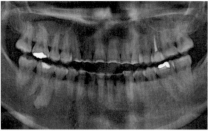

[좌측부터 사진1, 2]

사진2의 파노라마 사진은 바로 이전 파노라마 사진과 비교해서 위 아래 씹는 면의 모습이 다른 걸 알 수 있습니다. 좀 더 굴곡이 있습니다.

하지만 뿌리의 파절이 보이는 파노라마(사진1)를 보면 씹는 면이 일자입니다. 그만큼 치아가 많이 닳았다는 것입니다. 치아를 닳게 만드는 힘이 결국 치아 뿌리를 부러트린 것 입니다.

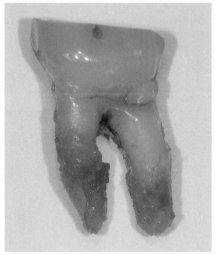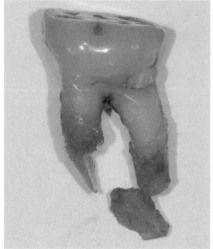

발치를 한 뒤 치아의 상태입니다. 뿌리가 쪼개져버린 게 보입니다.

1. 찬 물을 마실 때
이가 시리다면?

치아가 시리다는 건 치아의 보호막이 없어졌다는 뜻입니다. 피부도 상처가 나면 시리고 아프듯이 치아 역시 마찬가지입니다. 치아의 모습을 보겠습니다. 치아는 아래와 같이 뿌리는 뼈에 잠겨있으며, 잇몸 바깥으로는 치아 머리가 나와 있습니다.

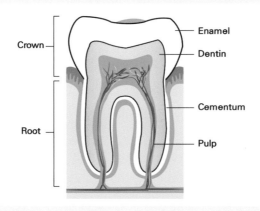

우리가 눈으로 직접 볼 수 있는 치아는 치아의 머리 부분인데, 이 머리 부분은 크게 3가지로 나뉘어져있습니다. 제일 바깥층은 법랑질(enamel)층으로 신경이 없고 매우 단단하며 매끈합니다. 간혹 치아가 약간 깨지더라도 법랑질 층에 국한되어 파절 되었다면 통증이 나타나지 않습니다. 하지만 치아 파절이 큰 경우라면 이야기가 달라집니다. 법랑질 안쪽에 있는 상아질(dentin)이 노출되면 굉장히 시리게 되고, 심한 통증이 유발됩니다. 이유는 상아질 내부에는 법랑질과 다르게 상아세관이라는 구조물이 존재하기 때문입니다. 위의 그림에서 보는 것처럼 법랑질과 치수강 사이에는 가느다란 상아세관이 존재하는데, 이 관 속의 액체가 외부의 자극에 의해 빠르게 움직이면서 통증이 전달되기 때문입니다. 이를 유체역학이론이라고 하는데, 현재까지는 이 이론으로 통용되고 있습니다. 통증이라고 하면 신경이 자극되어 발현될 것이라 생각되지만 상아질 내부에는 신경이 존재하지 않기 때문에 위의 이론으로 통증을 설명하고 있습니다.

혹시 치아가 시릴 때 사용하면 된다는 치약 TV 광고를 보신 적 있으신가요? 광고 중 이런 화면이 나옵니다.

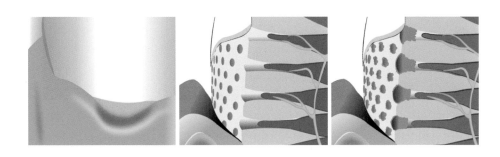

첫 번째 그림은 잇몸이 퇴축된 모습이며, 치아의 제일 바깥층 즉 법랑질이 벗겨져 있습니다. 두 번째 그림은 법랑질이 벗겨지자 안쪽에 존재하는 상아질이 노출된 것인데, 노출된 표면에 둥그란 구멍들이 보입니다. 바로 상아세관입니다. 상아세관 안쪽에 액체가 있는데, 이 액체가 움직이지 않도록 광고 속 치약으로 칫솔질하면 치약 성분이 상아세관을 막아 액체의 흐름을 막아 시림 증상을 완화시켜준다는 의미입니다. 물론 두 번째와 세 번째 그림에서 노란색의 신경이 그려져 있지만 실제로는 존재하지 않고, 시각적 효과를 위해 그려 넣은 것입니다.

정리하면 치아가 시린 경우는 아래와 같습니다. 치아의 법랑질이 패여서 상아질이 노출된 경우, 잇몸이 퇴축되어 뿌리가 노출된 경우, 치아의 씹는 면이 닳아진 경우.

(1) 치아의 법랑질이 패여서 상아질이 노출된 경우
치아의 최외층 보호막인 법랑질이 사라진 만큼의 공간을 인공물로 채워줘야 합니다. 대부분 아래 사진처럼 치아에 홈이 패여있는 경우가 많습니다. 크기가 작은 것부터 큰것까지 칫솔질하거나 찬물을 마실 때 시리게 될 때 패인 것을 인지하게 됩니다.

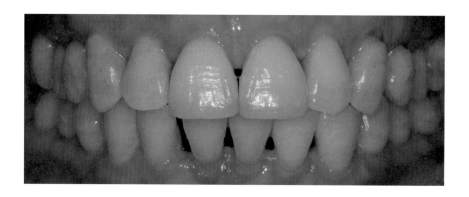

위의 사진을 보면 오른쪽 송곳니의 잇몸부위 가까운 곳에 움푹 패인 부분이 있습니다. 상아세관이 노출되었고, 잇솔질할 때 시린 증상이 나타나게 됩니다. 추운 날에는 찬 바람에 치아가 굉장히 시리기도 합니다. 이땐 레진으로 패인 부분을 치료해주어야 합니다.

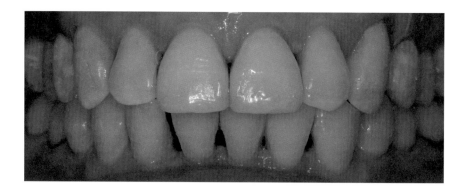

하지만 이렇게 치료하지 않고 방치한다면 어떤 결과를 야기할까요? 치아는 씹는 면에서 신경까지의 거리는 길지만, 치아의 옆 면에서 신경까지의 거리는 짧기 때문에, 신경이 노출됩니다.

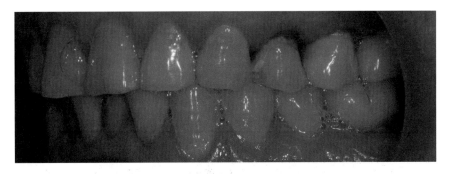

위의 사진처럼 신경이 노출되면 시린 증상을 넘어선 통증이 나타나게 되고, 신경 치료 후 크라운 치료를 해야 합니다.

하지만 크기가 너무 작은 경우라면 레진으로 치료하는 것을 권하지 않습니다. 레진으로 치료하기 위해 깎아져야 할 치아가 패인 홈보다 훨씬 더 많기 때문입니다. 이럴 땐 불소를 도포해주거나, 상아질 접착제, 나노 하이드록시 아파타이트 크림을 도포해줌으로써 시린 증상을 완화시키는 게 좋습니다. 대부분 이런 보존적인 치료를 통해 증상이 개선됩니다.

 (2) 잇몸이 퇴축되어 뿌리가 노출된 경우
치주질환에 의해 잇몸이 내려앉게 되면 뿌리가 노출되는데, 이 경우는 패인 부위가 너무 작은 경우 치료하는 방법과 동일한 치료를 하게 됩니다. 최대한 뿌리는 손상시키지 않으면서 뿌리에 갑옷을 입혀주는 것입니다.

이때 사용하는 재료는 크게 불소, 코팅제, 상아질 접착제, 나노 하이드록시 아파타이트 크림 등이 있으며, 증상에 따라 선택 치료합니다.

 (3) 치아의 씹는 면이 닳아진 경우
간혹 치아의 씹는 면이 닳는 경우가 있습니다. 치아의 원래 있던 부분이 사라진 것이기 때문에 레진으로 이 부위를 메꿔주면 됩니다. 하지만 큰 어금니의 경우는 다릅니다. 음식을 씹는 힘이 그대로 전달되는 부분이기 때문에 일부를 레진으로 메꾸는 치료로 끝나지 않고, 치아를 씌우는 치료까지 진행해야 하는 경우도 있습니다.

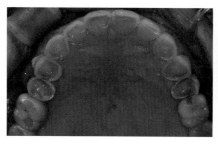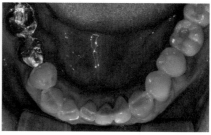

치아가 많이 닳아질 때까지, 통증을 느낄 때까지 치과를 가지 않는 이유는 무엇일까요?

치아는 자기 방어를 합니다. 외부의 어떤 자극에 의해 치아의 법랑질이 떨어져 나가서 일시적으로 시린 증상이 나타나면 치아의 내부에서는 이를 방어하는 기전이 동시에 발현됩니다. 그래서 시린 증상을 경감시켜줍니다. 이런 이유로 시림 증상이 2~3일 정도 나타나다가 사라지게 되고, 이런 현상이 반복되면서 치아는 점점 더 크게 패여나가는 것입니다.

제 경험상 시린이를 치료할 수 있는 가장 보존적인 방법은 나노 하이드록시 아파타이트를 치아에 적용하는 것이었습니다. 만약 시려서 치과에 갔는데 개선이 되지 않았다면 꼭 치료받아 보시길 권해드립니다.

2. 가만히 있을 땐 괜찮은데,
먹을 때만 아픈 경우.

가만히 있을 때 치아가 아프다면 대부분 충치가 원인일 가능성이 큽니다. 충치가 생기면 법랑질이 파괴되고, 상아질까지 이환될 때 상아세관의 유체역학에 의해 통증이 발현됩니다. 이러다 충치의 진행 속도가 늦춰지면 통증이 저절로 사라지다가, 충치 진행이 다시 시작되면 통증이 발현됩니다. 식사를 하는 등의 행위를 하지 않더라도 치아 자체에서 느껴지는 통증입니다.

하지만 밥을 먹을 때만 치아가 아프다면 어떻게 된 일일까요? 대부분 치아에 금이 간 경우에 이런 증상이 나타납니다.

치아에 금이 갔다?
유치를 제외한 영구치 중 가장 먼저 맹출하는 치아는 첫 번째 큰 어금니! 흔히 제6세 구치라고 하는 영구치입니다. 가장 먼저 맹출하기 때문에 가장 많이 썩는 치아이고, 실제로 절반 이상이 이 치아에 대한 충치치료를 받은 경험이 있을 정도입니다. 만 6세에 처음 난 이 치아를 포함한 영구치를 10년, 20년 심지어 80년 넘게 사용하기도 합니다. 이렇게 오랜 기간 치아를 사용하면서 치아는 닳게 되고, 간혹 씹는 힘을 견디지 못해 실금이 가기도 합니다.

벽에 금이 가기 시작하는 걸 그냥 놔두면 계속 번져나가듯이 치아 역시 마찬가지입니다. 치아에 생긴 금의 양상은 크게 세 가지로 나눌 수 있으며, 각각에 대한 치료 방법 역시 다릅니다.

(1) 법랑질에만 국한된 경우 (치아에 금이 조금 간 상태)

대부분의 사람들은 치아에 약간의 금이 가있습니다. 법랑질에만 국한되고, 금의 깊이가 얕기 때문에 자각증상이 없으며, 치료할 필요 역시 없습니다. 만약 이런 금 (crack)을 치료하기 시작하면 치아의 수명은 굉장히 많이 짧아질 것입니다. 머리말에 말씀드렸다시피 치료할 필요가 없는 치아에 인공적인 손을 대기 시작하면 치아의 수명은 줄어들 수 밖에 없습니다. 빛을 비춰보면 잔 기스처럼 금이 보이는데, 그냥 놔둬도 됩니다.

치료는?

아프지는 않지만 잔금이 많이 보인다면 현재 치아에 무리가 가고 있다는 뜻이기 때문에 씹는 힘을 줄이는 게 좋습니다. 또한 미세한 금을 하이드록시 아파타이트 크림으로 메꿔줍니다.

(2) 상아질까지 진행된 경우

상아질까지 진행되었다면 당연히 아프겠죠? 상아세관이 노출되었기 때문입니다. 그리고 금의 특성상 씹을 때 금을 따라 양쪽으로 벌어지는 현상이 나타나기 때문에, 씹을 때마다 아프게 됩니다. 그래서 아픈 쪽이 아닌 반대편으로 식사를 하게 되고, 좀 지나면 괜찮겠지라고 생각하면서 치료의 시기를 놓치게 됩니다. 이 시기를 놓치면 이 금은 뿌리까지 진행돼버립니다.

치료는?

치아를 씌우는 것입니다. 저작압에 의해 치아가 금을 경계로 벌어지지 않게 치아를 금이나 지르코니아로 감싸는 것입니다.

(3) 신경까지 진행된 경우

위의 경우처럼 치아를 씌웠음에도 불구하고 씹을 때 괜찮지만 통증이 나타날 수 있습니다. 이럴 경우를 대비해서 치아를 씌울 때 임시치아로 일단 씌우고 경과를 지켜보게 됩니다. 통증이 나타난다면 상아질을 넘어 신경까지 금이 진행된 것입니다.

치료는?

신경치료를 한 뒤 치아를 씌웁니다. 뿌리까지 금이 진행된 경우가 아니라면 대부분의 경우 호전됩니다.

(4) 뿌리까지 진행된 경우

뿌리까지 진행된 경우라면 크라운 치료, 신경치료 모두 의미가 없습니다. 뿌리는 건물의 지주대 같은 기능을 하는 부분이기 때문에 뽑는 것밖에 치료방법이 없습니다.

씹는 힘을 어떻게 줄일 수 있을까?

근력운동을 하면 근육이 증가하게 됩니다. 피트니스를 하는 분들의 근육이 그냥 생긴 것은 아니겠죠? 증가시키고자 하는 근육을 이용해서 꾸준한 근력운동을 했기 때문입니다.

신체의 모든 움직임은 근육에 의해 이루어집니다. 씹는 행위 역시 마찬가지입니다. 저작근육 중 가장 큰 비중을 차지하는 부분이 교근과 측두근인데, 이 근육의 볼륨이 증가하면 할수록 저작압은 커질 수 밖에 없습니다.

저작근육의 볼륨을 증가시키는 근력운동은 대표적으로 껌 씹기, 말린 오징어 먹기 등입니다. 질긴 음식을 장시간 꾸준히 씹으면서 근력운동을 하게 되고, 발달된 저작구육으로 식사를 하게 되면 씹는 힘이 이전보다 증가하게 되어, 결국 치아에 무리를 주게 됩니다.

위의 행위는 우리가 인지할 수 있고, 스스로 억제할 수 있는 것이지만, 인지하지 못하는 근력운동도 있습니다. 바로 수면 중 나도 모르게 열심히 운동하는 것입니다. 이갈이와 이악물기. 실제 수면 중 나타나는 이갈이와 이악물기의 힘은 보통 식사 때의 힘의 2~3배 정도이기 때문에 확실한 근력운동이 됩니다. 너무 확실한 근력운동이기 때문에 치아에 금을 유발하는 것을 넘어서 턱관절의 통증까지 유발할 수 있기 때문에 이에 대한 치료도 필요합니다.

3. 신경치료 하면 무조건 안 아파지는 거 아니야?

충치가 생기면 처음엔 전혀 통증을 느끼지 못합니다. 그러다가 상아질에 도달하면 통증이 시작되고, 신경까지 충치균이 침범하면 통증이 더 커집니다. 하지만 이런 지경까지 도달했음에도 불구하고 치과에 가서 치료를 받지 않거나 못하는 경우가 있습니다. 충치균이 신경까지 침범한 다음에는 신경이 썩게 되고, 썩은 신경 성분들이 치아 뿌리 끝까지 가서 뿌리를 감싸는 치조골을 녹이게 됩니다. 심지어 녹은 치조골 내에 있는 고름이 잇몸을 통해 나오기도 합니다. 하지만 고름이 바깥으로 배출이 되지 않고, 내부에 계속 머물면서 양이 많아진다면 잠을 전혀 자지 못할 정도의 극심한 고통을 당하게 되고, 얼굴은 탱탱 붓기도 합니다.

신경치료는 이런 극심한 상황까지 가는 걸 막아주는 좋은 치과치료 방법이며, 치아를 살릴 수 있는 마지막 방법에 가깝습니다. 하지만 신경치료를 받았음에도 통증이 사라지지 않고, 도리어 없던 통증이 생기는 경우도 있습니다.

다음은 치아 뿌리 내 신경관의 모습입니다. 신경관 안에는 혈관과 신경들이 있습니다. 이런 혈관과 신경을 신경관에서 깨끗하게 모두 제거하고, 빈 공간을 인공물질로 채우는 게 신경치료입니다. 하지만 다음 그림을 보면 신경관 안을 모두 깨끗하게 할 수 있을까요? 어느 누구도 100% 깨끗하게 만들 수는 없습니다. 그렇다면 왜 누구는 아프고 누구는 안 아플까요?

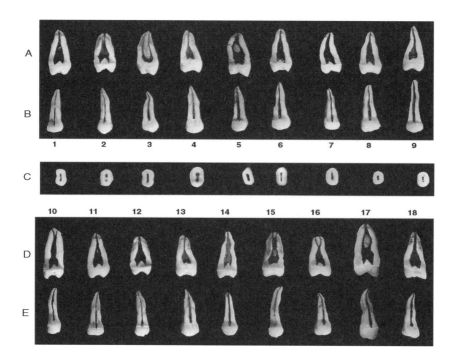

신경치료 후 나타나는 통증의 유형들

(1) 신경치료 후 첫째 날 생길 수 있는 통증

신경치료는 신경을 제거하는 것부터 시작을 합니다. 신체의 일부를 날카로운 도구를 이용해 뜯어내는 것입니다. 수술할 때 사용하는 칼이 아니라 스테인레스로 만든 꽈리모양의 도구를 이용해서 신경관 안에 들어있는 신경을 뜯어냅니다.

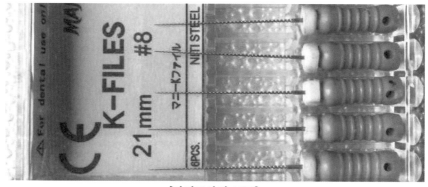

[꽈리모양의 도구]

당연히 신체의 일부가 뜯겨나가는 것이기 때문에 마취가 풀리면 아플 수 있습니다. 하지만 하루 정도 안에 우리 몸의 치유반응으로 통증은 사라지게 됩니다.

하루가 지났음에도 불구하고 계속해서 통증이 사라지지 않는 경우가 있습니다. 신경관 안쪽의 신경이 일부 남아있다는 뜻입니다. 이런 경우, 다음 내원시 마취 후 잔여 신경을 좀 더 제거하려고 노력합니다.

(2) 신경치료 도중 나타날 수 있는 통증

신경치료 도중 나타나는 통증은 대부분 신경관 내 잔여신경이 있기 때문입니다. 신경관 내부의 구조는 복잡하기 때문에 모든 관을 깨끗하게 만들기 어렵습니다. 대신 소독제를 신경관 안에 넣고, 소독제가 미세 신경관을 청소할 수 있도록 도와주는 치료를 합니다. 이 과정에서 초음파 기구를 이용합니다. 한 번에 마무리 될 수도 있지만, 이 과정을 몇 번에 걸쳐 여러 번 진행합니다. 신경관의 모양이 나뭇잎의 잎맥과 같아 복잡하고, 아래 두 번째 큰어금니는 대개의 신경관(나뭇잎의 잎맥 모양)과 다르게 커튼 모양인 경우가 많습니다. 커튼처럼 생긴 신경관 내부의 신경을 모두 제거한다는 것은 불가능하기 때문에, 이 치아의 신경치료는 대학병원에 가장 많이 의뢰되기도 합니다.

4. 많이 썩어서 신경치료를 했는데,
결과가 좋지 않을 때
무조건 빼는 게 능사는 아니다.

치아 입장에서 신경치료는 외부에서 침입한 충치균이 자신의 내부까지 들어와 죽게 만들어버린 신경, 혈관을 제거하는 것이기 때문에 굉장히 큰 타격을 입는 것입니다. 신경치료를 하기 위해서는 일단 치아의 씹는 면에 아주 커다란 구멍(치아 머리의 1/2 이상)을 만들어야 하고, 기존의 신경관보다 좀 더 넓게 삭제해야 합니다. 치아 입장에서는 1/2 정도의 조직이 사라지는 것이기 때문에, 신경치료를 한 뒤에는 치아를 씌워서 보호해주어야 합니다.

상당히 큰 손실을 끼치는 신경치료를 했음에도 치아가 계속 아프거나, 고름이 나온다면 무조건 빼야 할까요? 절반은 맞고, 절반은 틀립니다.

우선 틀린 경우에 대해 말씀드리겠습니다. 치아를 빼지 않고 살려서 사용할 수 있는 기회가 있는 경우입니다. 살릴 수 있는 방법은 크게 2가지로 나뉩니다. 염증이 있는 뿌리와 주변 염증을 선택적으로 제거하는 방법과, 치아를 발치 한 뒤 뿌리 주변 염증을 제거하고 다시 제위치 시키는 방법입니다.

(1) 치아가 뼈 안에 있는 상태에서 염증을 제거하는 방법입니다.
다음 엑스레이 사진을 보면 3개 치아가 신경치료되어 있습니다. 왼쪽 치아의 경우 신경치료 완료 후 뿌리 끝에 아무런 이상 소견이 보이지 않습니다. 하지만 두 번째 치아의 경우 뿌리 주변으로 큰 검은색 원이 보입니다. 이 원의 크기만큼 뼈가 녹아있다는 의미입니다. 세 번째 치아의 경우는 뿌리 주변에 약간의 치조골 소실이 보입니다.

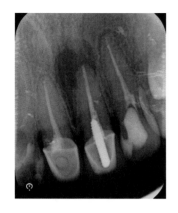

　가운데 위치한 치아의 주변 잇몸에서는 농이 나올 가능성이 큽니다. 가장 먼저 생각해볼 수 있는 방법은 신경치료를 다시 하는 것입니다. 하지만 가운데 하얀 두꺼운 물체가 보입니다. 치아를 씌우기 전에 심은 금속 기둥인데, 기둥을 제거하다가 뿌리가 부러질 가능성이 굉장히 크고, 부러지면 무조건 이를 뽑아야 합니다.

이 때 치료하는 방법이 '치근단절제술'입니다.

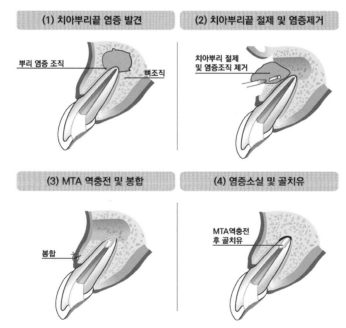

　(2) 치아를 뽑은 상태에서 염증을 제거하고 제위치시키는 방법입니다.

　이런 방법은 큰 어금니에서 많이 시행합니다. 이전의 방법은 치아 뿌리 주변 뼈를 삭제한 뒤 뿌리 주변 염증을 제거하기 때문에 뿌리가 하나일 때 유용하지만, 뿌리가 여러 개라면 한쪽에서 뼈를 뚫고 들어가서는 안쪽에 있는 뿌리에 도달하기 어렵기 때문에, 차라리 치아를 일부러 발치한 뒤 치아 뿌리 일부를 잘라내면서 뿌리 끝의 염증 역시 제거합니다. 그리고 MTA라는 재료로 뿌리 끝 안쪽을 역충전한 뒤 원래대로 위치시킵니다. 이런 시술을 '의도적 재식술'이라고 합니다.

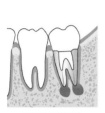 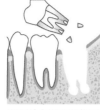 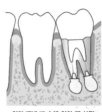 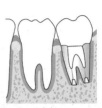

치아 뿌리 끝 염증상태 　　치아를 뽑은 후 염증과 염증원인 제거 　　치아 빼낸 뼈 속에 치아 재 식립 　　치아 고정 후 유지

물론 이런 방법을 통해서 내 치아를 살릴 수도 있지만 어쩔 수 없이 발치를 해야 하는 경우도 있습니다.

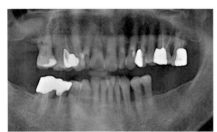 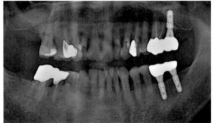

[좌측부터 사진 1, 2]

오른쪽 위 치아의 경우 잇몸뼈 자체가 무너졌기 때문에 어쩔 수 없이 발치를 할 수 밖에 없습니다(사진1). 왜냐하면 자연치아를 살리는 치료의 일종인 치근단절제술과 의도적재식술은 뿌리 주변의 뼈가 튼튼해야 가능하기 때문입니다. 결국 위 같은 경우 치아를 뽑고 임플란트 치료를 받으셨습니다(사진2).

5. 빠진 부위에 임플란트를 하려는데,
반대쪽 치아의 키가 자랐다면?

위 아래의 치아는 서로 맞닿으면서 치아 본연의 일을 합니다. 하지만 한쪽 치아가 사라진다면 반대쪽의 치아는 씹을 때 항상 닿았던 게 닿지 않게 되어 그 치아를 찾아서 움직이기 시작합니다.

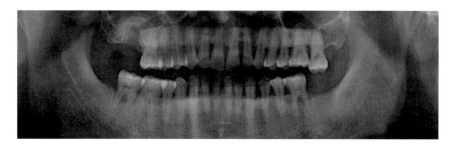

오른쪽 위 2번째 큰 어금니는 아래 큰 어금니가 사라지게 되자 이 어금니를 찾아서 쭈~욱 아래로 자라 내려왔습니다. 이런 상태에서 아무런 조치를 취하지 않고 아래쪽 임플란트를 시술한다면 임플란트 크라운의 높이가 짧게 되어 보철의 탈락이 자주 나타나게 되고, 동시에 위쪽 어금니 사이에 음식물이 굉장히 많이 끼게 됩니다.

임플란트 치료를 하기에 앞서 키가 자란 위 큰 어금니를 옆 치아와 높이를 비슷하게 맞추어야 합니다. 위쪽 큰 어금니를 처치하는 방법은 대개 세 가지 중 하나입니다.

(1) 옆 치아 높이만큼 치아를 단 번에 깎아내자.

이렇게 깎아버리면 신경이 노출될 가능성이 높습니다. 그래서 신경치료를 한 뒤 크라운 치료를 합니다.

(2) 옆 치아 높이만큼 치아를 3~6개월에 걸쳐 조금씩 깎아내자.

치아의 최외층은 단단한 법랑질입니다. 법랑질을 깎아낸 뒤 상아질부터는 약간
의 통증이 나타날 수 있습니다. 이 땐 1개월마다 상아질을 조금씩 삭제하는 것입니
다. 이렇게 하면 신경관 내부에서 방어기전이 작동되어 신경관 내부에 석회질이 쌓
여가면서 신경관은 줄어들게 됩니다. 이런 과정을 3~6개월 동안 하면 신경치료를
하지 않으면서 바로 옆 치아와 높이를 맞출 수 있지만, 통증이 지속되는 경우 신경
치료를 한 뒤 크라운 치료를 해야 할 수도 있습니다.

(3) 치아를 원래의 위치로 되돌려놓자.

주변 치아는 움직이지 않고, 선택적으로 해당 치아만 원래의 위치로 이동 즉 교
정을 하는 것입니다. 교정을 하면 해당치아에 손상을 입히지 않을 수 있기 때문에
가장 좋다고 볼 수 있습니다. 하지만 사람마다 교정으로 치아가 움직이는 데 소요
되는 시간이 다르기 때문에, 시간을 두고 여유있게 기다릴 필요가 있습니다. 특히
치아교정에서 치아의 움직임 중 시간이 가장 오래 걸리는 움직임이 치아가 뼈 속으
로 파고 들어가는 것이기 때문입니다.

앞 장의 파노라마 사진의 경우, 오른쪽 위 치아는 치아교정을 통해 원래 위치로
이동시켰으며 아래는 임플란트 치료로 마무리하였습니다.

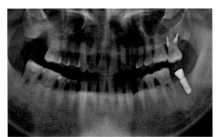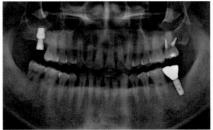

[좌측부터 사진1, 2]

임플란트 식립을 먼저 해놓고, 임플란트가 뼈와 굳는 동안 치아교정을 합니다(사진1). 치아교정이 마무리되면 임플란트 보철을 합니다(사진2).

다른 사례이지만 위와 동일하게 같은 위치의 치아가 아래로 내려왔습니다.

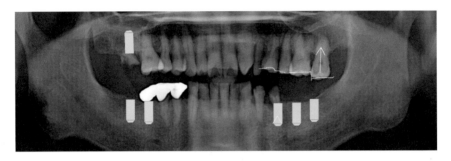

이 경우도 이전의 케이스와 마찬가지로 교정을 통해 마무리하였습니다.

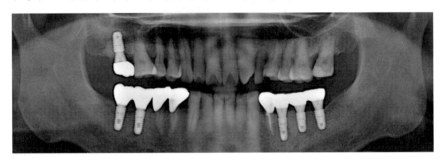

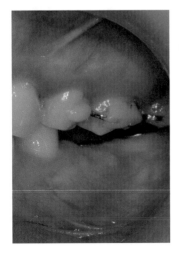

그렇다면 반대편 치아를 뽑고 나서 바로 임플란트를 할 수 없을 땐 어떻게 해야 할까요? 어떤 이유에서든 임플란트를 바로 하지 못하는 경우가 발생할 수 있습니다. 하지만 이럴 경우 반대편 치아가 자랄 수 있습니다. 이땐 치과의사에게 치아가 움직이지 못하도록 철사로 바로 옆 치아와 묶어달라고 말씀하세요. 볼쪽과 혀쪽 모두 철사로 묶는 게 가장 좋지만, 혀쪽은 불편할 수 있기 때문에 볼쪽이라도 시술받는 게 좋습니다.

6. 잇몸이 내려앉아 치아 사이에
검은 공간이 생겼다면?
(black triangle)

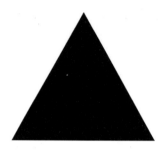

black triangle은 말 그대로 검은 색의 삼각형입니다. 이런 모양이 치아 사이에 생긴다는 건 어떤 현상을 보고 말하는 것일까요?

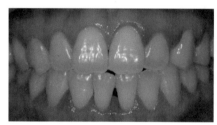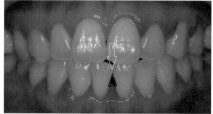

[좌측부터 사진 1, 2]

사진 1의 아래 치아 사이에 검은 공간 보이시죠? 자세히 표시하면 사진 2와 같습니다. 입 안은 그림자가 있어 어둡게 보이는데, 잇몸이 퇴축되어 삼각형 모양으로 검게 보이는 것입니다. 일단 이런 현상이 나타나면 웃을 때나 말할 때 환하고 단정한 느낌이 들지 않습니다. 뭔가가 빠져 있다는 느낌이 들 수도 있습니다.

경우에 따라 어떤 분에게는 보철을 권해드리고, 어떤 분에게는 레진 치료를 권해드립니다.

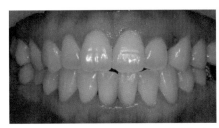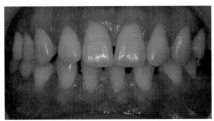

[좌측부터 사진 3, 4]

사진 3의 경우, 레진으로 치료했는데 주변 치아와 최대한 자연스럽게 하기 위해 색상선택과 치아의 외형에 신경을 좀 더 썼습니다.

사진 4는 보철로 치료를 한 경우입니다. 위 치아 정중앙에 black triangle이 있습니다. 치아의 색상을 밝게 하면서 동시에 송곳니 앞쪽에 있는 공간도 없애길 원하셔서 라미네이트 치료로 치료 계획을 세웠습니다.

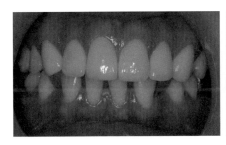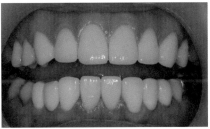

이전의 모습과 다르게 깔끔하게 세련된 느낌입니다. 이후에 아래 쪽 공간은 부분 교정으로 치아들을 이동시켰고, 큰 공간은 브릿지 치료로 마무리했습니다.

7. 제거한 크라운을
다시 사용할 수는 없나요?

치아가 깨졌거나 충치의 범위가 큰 경우 신경치료를 받은 뒤 크라운 치료를 받습니다. 크라운의 수명은 약 8년~12년 정도인데, 이 기간이 지나기 전에 문제가 발생하는 경우도 있고, 이 기간을 지나 20년 넘게 잘 사용하는 분들도 계십니다.

치아에 통증이 나타나거나 크라운과 잇몸 사이에 충치가 생긴 경우 등으로 기존의 크라운을 제거하고 다시 치료를 할 때 간혹 듣는 질문이 있습니다.

'크라운 제거한 거 이 치료하고 그거로 다시 붙일 수 없어요?'

다시 붙여서 사용하는 경우 간혹 있습니다. 크라운 안쪽 접착제가 녹아서 크라운이 저절로 빠졌을 때입니다. 이때도 전제 조건이 있습니다. 치아 내부가 깨끗해야 합니다.

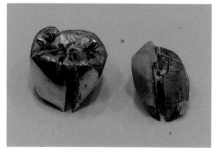 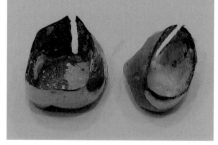

하지만 인위적으로 크라운을 제거하면 아래처럼 흠집을 낼 수 밖에 없습니다.

크라운 치료 받은지 10년이 지났는데, 안쪽이 썩었는지 염려가 되어 오신 분들의 크라운을 제거해도 위와 동일한 방법으로 제거를 합니다. 긴 줄로 깎아서 제거하거나, 홈을 만들어서 비틀어서 제거를 하는데, 크라운의 일부에 손상이 가해지는 것은 동일합니다.

하지만 이렇게 크라운을 제거한 뒤 안쪽 치아가 깨끗한 경우가 있습니다. 이때에도 사용하던 크라운은 다시 사용할 수 없습니다. 접착제로 붙인다고 하더라도 틈을 메꾼 접착제는 금방 녹아버리고, 녹아버린 접착제 틈으로 세균이 침투해서 치아를 썩게 만들기 때문입니다.

치아의 상태가 깨끗했더라도 크라운을 다시 제작해서 치료받아야 하는데, 안쪽 치아에 충치가 조금이라도 존재해서 치아에 대한 치료를 했다면 기존 치아의 외형과 달라지기 때문에 모양 때문이라도 크라운을 다시 제작하기 위해 본을 떠야 합니다.

크라운이나 인레이와 같은 모든 보철의 기본 개념 중 하나는 보철물과 치아가 닿는 부분을 잘 밀폐시켜주는 것입니다.

8. 크라운 잇몸 쪽이 내려앉고 패여 있다면 빨리 다시 치료받으세요.

크라운 치료를 받고 시간이 흐르면서 주변 잇몸이 내려앉을 수 있습니다. 잇몸만 내려앉으면 괜찮은데, 노출된 치아가 썩어서 충치균이 안쪽으로 들어가면 심한 경우 치아가 부러질 수 있습니다. 만약 신경이 살아있는 치아라면 충치에 의해 통증이 나타나서 미리 치료를 받을텐데, 신경치료를 받은 치아라면 통증을 느낄 수 없기 때문에 식사 도중 갑자기 치아가 흔들리는 경험을 하게 됩니다.

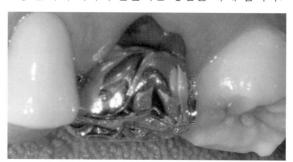

위 첫 번째 큰 어금니가 흔들린다고 치과에 오셨는데, 금니가 흔들린 게 아니라 치아가 부러진 것이었습니다. 아래 쪽 큰 어금니도 금니 치료가 되어 있었는데, 잇몸 쪽을 비교해서 보면 위 상황이 얼마나 심각한지 알 수 있습니다.

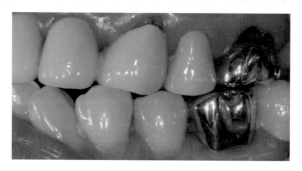

아래 금니의 경계면과 잇몸 사이의 치아는 치아 본연의 색상이지만 위 금니는 아니죠? 금니의 왼쪽에 있는 씌워진 치아 역시 잇몸이 올라가서 내부 치아가 비춰보이는데, 색상이 약간 변해있습니다. 위 금니는 부러지는 것과 동시에 뿌리까지 썩었기 때문에 발치가 유일한 치료방법입니다. 이런 상황이 되기 전까지 최소 5년 이상의 치료 기회가 있었을 것입니다.

크라운 치료를 받았는데, 잇몸이 내려가서 보이는 치아 색상이 주변 치아와 다르다면 꼭 미리 크라운을 제거하고 안쪽을 깨끗하게 한 뒤 다시 크라운으로 치료받으시는 게 이 치아를 오래오래 사용할 수 있는 방법입니다.

9. 입병이 생기면
어떻게 해야 하지?

입병 중 가장 흔한 2가지의 질병이 있습니다. 아프타성 구내염과 헤르페스입니다. 두 질병 모두 몸의 면역성이 떨어질 때 나타나지만, 근본적인 원인은 전혀 다릅니다.

(1) 아프타성 구내염

아프타성 구내염은 초기에 아래처럼 나타납니다(사진1). 잇몸이나 입술 안쪽, 또는 볼의 안쪽에 우둘투둘하게 뭔가가 생기면서 따끔해집니다. 이러다 시간이 지나면서 상처가 난 것과 같은 곳이 하얀점으로 변하면서 음식 특히 짜거나 매운 음식에 매우 민감해집니다(사진2).

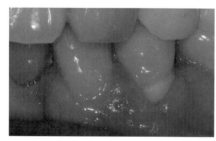 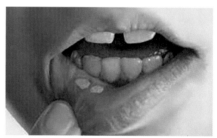

[좌측부터 사진1, 2]

치유가 되는 2주일 동안 입이 건조하거나 자극적인 음식을 먹을 때 고통을 받게 됩니다. 특별한 치료제가 없기 때문에 면역력을 떨어지게 만든 원인을 없애는 게 좋지만, 이미 발현된 구내염을 직접적으로 치료하는 것은 어렵고, 대신 증상을 완화하거나 파괴된 세포를 제거해서 새로운 세포가 빨리 자라나도록 하는 방법으로 간접적 치료를 합니다.

약물을 도포하는 방식으로는 알보칠과 오라메디가 있으며, 보호막 방식으로는
구강전용 스티커가 있습니다.

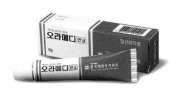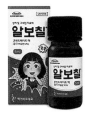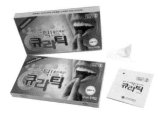

위에서 언급한 구내염에는 오라메디가 좀 더 효과적이며, 알보칠은 혓바늘에 효
과가 좀 더 있다고 알려져 있습니다.

(2) 헤르페스

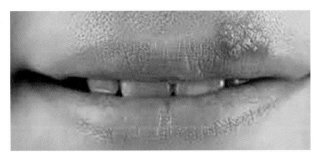

입술이 쥐었다는 말로 표현이 되는 헤르페스입니다. 헤르페스는 구내염과 다르
게 바이러스 질환입니다. 주변에 감기 바이러스가 있다고 하더라도 감기에 걸리는
사람도 있고, 걸리지 않는 사람도 있습니다. 내 몸의 면역력이 얼마나 높으냐에 따
라 바이러스의 활동성은 달라집니다.

헤르페스 바이러스는 대부분의 사람 몸 속에 있습니다. 몸 속 어디에 있을까요?
삼차신경의 다발들이 모이는 삼차신경절(trigeminal ganglion)에 잠복을 하고 있
습니다. 잠복을 한다는 건 한 번 감염이 되면 사라지지 않는다는 의미겠죠?

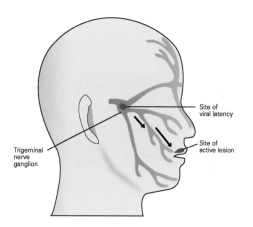

Herpesvirus (type 1)Infection

Site of
viral latency

Site of
active lesion

Trigeminal
nerve
ganglion

삼차신경이 분포되는 것을 보면 눈 쪽, 입술쪽, 턱쪽인데, 이 중에서도 입술 쪽에서 헤르페스가 발현되는 게 많습니다. 하지만 헤르페스 바이러스는 각막염도 일으킬 수 있기 때문에, 조금이라도 눈쪽에 통증이 나타난다면 바로 안과에 가봐야 합니다.

치과 쪽에서 봤을 때 헤르페스 바이러스는 입술 쪽과 연관이 되어 있는데, 우리들이 할 수 있는 가장 좋은 방법은 헤르페스로 인해 입술에 나타난 증상을 경험해본 사람이라면 알 수 있는 초기 증상이 느껴지자마자 바로 항바이러스 연고를 바르면서 항바이러스 제재를 복용하는 것입니다. 물집이 나타났다는 것은 바이러스들의 증식이 이미 가속화되었다는 의미이기 때문에 이때는 연고를 바르거나 약을 복용해도 효과가 거의 없습니다.

헤르페스에 의한 물집을 사전에 어떻게 억제할 수 있을까요? 치과나 내과에 가서 헤르페스 바이러스의 증식을 억제하는 항바이러스 약을 미리 처방받아 상비약처럼 집에 놔두는 게 좋습니다. 대표적으로는 아시클러버가 있는데, 좀 더 개선된 항바이러스 제재도 있습니다. 물론 연고도 준비해둬야 합니다. 그리고 입술이 약간이라도 간질간질하면서 뭔가가 손에 잡히는 것 같은데 겉으로는 아무런 변화가 나타나지 않을 때 바로 복용하고 연고를 바르면 보기 싫은 물집이 생기지 않을 것입니다.

치과 속 이야기

치과는 대부분의 사람들에게 공포의 공간입니다. 하지만 매일 치과로 출근하는 저에겐 이와 같은 말이 '그럴 수도 있겠네!'라고 생각할 수 있는 딱 그 정도였습니다.

그러던 중 최근 난생 처음 스케일링 치료를 받았습니다. 제가 진료하는 곳이 아니라 전혀 모르는 치과로 스케일링을 받으러 갔습니다. 저희 치과에 오시는 분들이 스케일링을 받을 때 어떤 느낌일까? 궁금했고, 그 치과의 시스템도 궁금했기 때문입니다.

치과에 들어가 접수를 하고 대기실에 앉아있을 때만 하더라도 무덤덤했습니다. 하지만 치과 체어에 앉아서 치과의사분의 설명을 잠깐 듣고 치과 체어가 뒤를 젖혀지는 순간부터 저도 모르게 긴장이 되었고, 물 묻지 말라고 소공포를 얼굴에 덮는 순간 저절로 몸에 힘이 들어갔습니다.

치과의사가 된 이후 처음으로 받아보는 스케일링이 시큰거렸고, 간혹 찌릿하기도 했습니다. 도대체 스케일링은 언제 끝나는 것인지 시간은 매우 더디게 흘러갔고, 어느새 등에서는 땀이 나기 시작했습니다.

스케일링이 끝난 뒤 검진 결과를 알려주는 치과위생사 선생님의 말이 귀에 들어오지 않았고, 빨리 진료실을 나가고 싶다는 생각밖에 들지 않았습니다.

치료가 어떻게 진행되는지 너무나 잘 알고 있음에도 불구하고 이런 생각이 드는데, 치과에 오신 분들은 어떨까라는 생각이 들었고, 치과에서 이루어지는 수많은 것들 중 일부나마 알고 있으면 공포감이 조금은 덜 하지 않을까라는 생각에 몇 가지를 적어봤습니다.

1. 치과에 가면 났던 치과 냄새의 원인은?

최근 치과에 가면 예전에 났었던 치과 냄새가 나지 않습니다. 예전부터 치과에 가면 났었던 그 냄새의 원인은 무엇이었을까요? 충치가 심한 경우 여러 재료를 이용해 치료를 합니다. 하지만 예전에는 충치가 심할 때 아래처럼 가루와 용액을 섞어서 충치를 제거한 뒤 생긴 커다란 공간에 다져 넣었습니다.

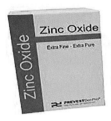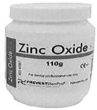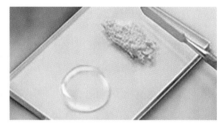

하얀 가루는 zinc oxide이고, 투명한 액체는 유지놀입니다. 유지놀이 신경을 진정시키는 작용을 하기 때문에 충치가 심해서 썩은 부위를 제거하다가 신경과 가까워진 경우에 많이 사용했습니다. 예전의 치과 냄새는 바로 이 유지놀 냄새였습니다.

하지만 유지놀이 신경 진정이라는 좋은 효과 이면에 독성이 있다고 해서 2013년부터는 아예 사용이 금지되어 있습니다. 이런 점 때문에 최근에는 예전의 치과 냄새가 나지 않는 것입니다.

혹시 지금도 치과 냄새가 나는 치과가 있다면. 아마도 유지놀 냄새가 치과의 벽지나 바닥에 베어 있는 것 아닐까요?

2. 치과에서 사용하는 기구 소리가 윙~ 하고 큰 이유.

치과 치료는 토목공사와 유사합니다. 무언가를 깎아내고 그 공간을 메꾸거나, 땅에 지주대를 심고 건물을 올리는 것, 섬과 육지를 다리로 연결하는 것과 같은 토목공사가 우리 입 안에서 이루어지는 치과치료와 비슷합니다.

토목공사를 할 때 주변이 시끄럽고 먼지도 많이 발생되는데, 치과치료도 그렇습니다. 치아나 뼈를 깎아내고, 이 과정에서 먼지와 열이 발생하기 때문에, 공사장에서 물을 뿌리듯 치과에서도 물을 뿌립니다. 그리고 이렇게 생긴 공간에 뭔가를 만들어서 끼우기도 하고, 채우기도 합니다.

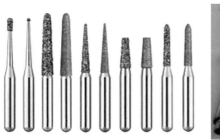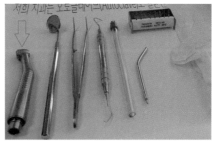

[(좌)버 / (우)핸드피스]

치아나 뼈를 깎아낼 때 사용하는 도구인 버입니다. 이 버는 치과용 핸드피스에 꽂힌 상태에서 회전을 하며 치아를 절삭합니다.

핸드피스가 회전할 때 나는 소리가 치과에서 치료받을 때 듣는 바로 그 소리입니다. 대부분의 핸드피스는 컴프레서에 의해 압축된 공기로 작동이 되는데, 소리가 큰 단점이 있습니다. 그래서 전기모터를 이용한 핸드피스도 있지만 결국 버가 회전하고, 물을 뿌리기 때문에 소리가 작지만, 소음이 발생하긴 마찬가지입니다.

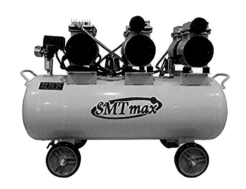

3. 입에 들어갔던 미러는 어떻게
다시 다른 사람의 입으로 들어갈까?

치과치료를 받기 위해 치과용 의자에 앉으면 옆 테이블에 아래와 같은 기구들이 놓여있습니다.

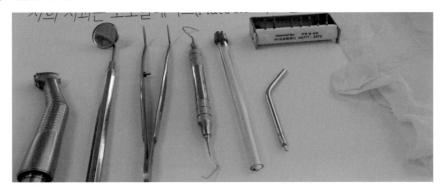

왼쪽부터 핸드피스, 미러, 핀셋, 탐침, 석션팁, 3 way 시린지, 버, 글러브입니다.

이 중에는 소독, 멸균을 해서 재사용하는 기구와 한 번만 사용하고 버려야 하는 기구가 있습니다. 미러의 경우는 소독, 멸균을 해서 재사용을 하는데, 어떤 방법으로 멸균을 할까요?

가장 대중적인 방법은 고온, 다습한 환경에서 고압으로 세균, 바이러스 등을 박멸하는 오토클레이브를 이용하는 것입니다.

밀폐된 공간에서 121℃, 15분 동안 유지를 합니다. 멸균 기능에 있어서 굉장히 좋지만 단점도 존재합니다. 증류수를 일정 온도까지 끓여야 하는 데 시간이 걸리고, 15분이 지난 뒤 식히는 데도 시간이 걸립니다. 한꺼번에 많은 양을 멸균할 수 있지만, 대략 1시간 넘게 소요된다는 단점이 있습니다.

이런 단점을 극복할 수 있는 방법 중 하나는 EO가스를 이용해서 멸균을 하는 것입니다. 38~60도 정도의 저온, 그리고 25~50% 정도의 습도에서 소독이 이루어집니다. 하지만 증류수로 소독을 하는 오토클레이브와 달리 가스를 이용하기 때문에, 잔류 가스가 있을 가능성이 있고, 가스 누출을 차단하기 위한 장치가 있어야 합니다.

최근 각광받고 있는 소독기로는 저온 플라즈마 멸균기가 있습니다. 이 멸균기에 사용되는 재료는 과산화수소입니다. 60도 이하의 저온에서 멸균을 하며, 20분 정도 소요가 됩니다.

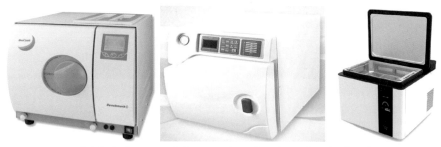

[좌측부터 오토클레이브, EO가스 멸균기, 플라즈마 멸균기]

이 외에도 여러 가지의 멸균, 소독기가 있는데, 치과 치료를 받는 환자 입장에서는 이런 종류의 소독기를 아는 것보다 내 입 안에 들어가는 기구가 과연 소독이 제대로 된 것인지가 훨씬 더 중요하겠죠?

4. 침을 빨아들이는 기구는
소독 후 재사용할까?
1번 사용 후 버려야 할까?

치과치료를 받다 보면 입 안에 물이나 침이 고입니다. 치과 스탭은 고인 물을 빨아들여 제거를 합니다. 보통 석션을 한다고 표현을 하고, 석션을 할 때 입 안에 들어오는 기구를 석션팁이라고 합니다.

치과 치료를 받을 때, 석션은 대부분 치과 스탭이 하기 때문에 환자의 왼쪽에 석션장비가 위치해 있습니다. 아래 사진 중 (1)과 (3)이 석션을 하는 라인입니다.

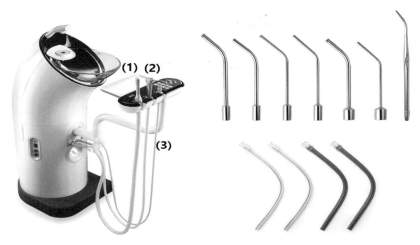

[(좌)석션장비 / (우측 상단)메탈팁 / (우측 하단)플라스틱팁]

(1)의 경우는 메탈로 만들어진 석션팁을 꽂아서 사용합니다. 메탈이기 때문에 소독을 한 뒤 재사용을 하는데, 일반적인 치과 치료를 할 때는 사용하는 경우가 드뭅니다. 단단한 금속이 입 안 목구멍 근처로 들어오는 걸 좋아하는 사람이 있을까요?

더군다나 끝이 뚫린 경우가 많아서 입 안의 연조직을 부황뜰 때처럼 쭉 빨아들이기 때문에 잘 사용하지 않습니다

가장 많이 사용하는 석션라인은 (3)입니다. 이때에 사용하는 석션팁은 메탈이 아니라 플라스틱입니다. 침을 빨아들이는 입구가 메탈과 다르게 작은 구멍이 많이 있기 때문에 연조직을 빨아들이지 않고, 연조직과 접촉을 하더라도 메탈과 다르게 부드러운 느낌이 들어서 치과에서 많이 사용합니다.

하지만 이 석션팁은 1회용입니다. 한 번 사용한 뒤 폐기를 해야 합니다. 이 석션팁의 가격은 한 개에 얼마일까요? 우선 아래 사진의 일회용 주사기 가격 얼마인지 아시나요?

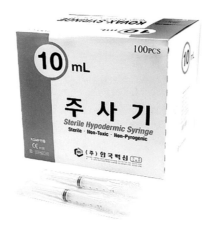

한때 내과에서 주사기를 재사용해서 C형 간염이 퍼졌던 적이 있었습니다. 그때 100원 밖에 되지 않는 일회용 주사기를 왜 재사용을 했냐며 많은 비난이 있었습니다. 그렇다면 치과용 일회용 플라스틱 석션팁 가격은? 50~100원입니다.

5. 치과 공포 유발 제1순위
핸드피스가 체어에 계속 꽂혀있다?

치과치료는 대부분 입 안에서 이루어집니다. 치과용 핸드피스, 거울, 탐침 등 모든 기구들이 입으로 들어갑니다. 결국 모든 기구들이 다른 사람의 입에 들어갔었던 것들입니다. 그런데 치과에 갔는데, 이런 모습을 본다면 어떤 생각이 드시나요?

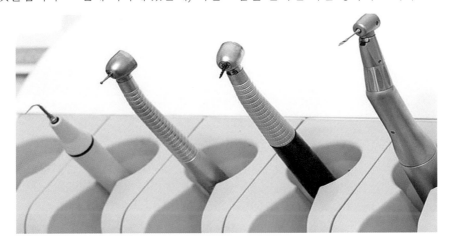

그렇다면 아래 사진의 모습을 본다면 어떤 생각이 드시나요?

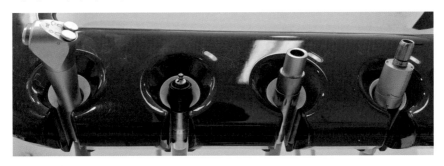

위 사진은 우리 입 안에 들어가는 기구들이 유닛체어에 모두 꽂혀있는 것이고,

아래 사진은 입 안에 들어가는 기구들이 꽂히기 전입니다.

치과치료를 받기 위해 환자도 준비를 하지만, 치과 내에서 진료를 하거나 보조를 하는 의료인도 준비를 합니다. 치과 테이블에 소독된 기구들을 정돈합니다. 소독된 핸드피스는 사용할 수도, 사용하지 않을 수도 있기 때문에 굳이 꽂아두진 않습니다. 두 번째 사진의 모습이 제 생각엔 옳은 것 같습니다.

내 입 안에 들어왔던 기구가 소독 과정을 거치지 않고 다른 사람의 입 안에 들어가면 안 되겠죠?

6. 마취는 무조건
아픈 걸까?

치과치료를 위한 필수 관문은 마취입니다. 치과에서 마취제가 없다면 할 수 있는 치료의 범위가 굉장히 좁을 수 밖에 없을 정도로 마취는 꼭 필요한 단계입니다.

마취는 크게 두 가지로 나뉩니다. 표면에 발라서 마취를 시키는 표면마취와 바늘로 마취제를 잇몸 속으로 넣는 침윤마취입니다 (전달마취도 있지만 여기에서는 생략하겠습니다). 마취제를 바르느냐, 주입하느냐!

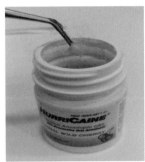 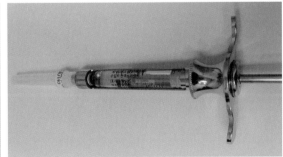

[(좌)표면마취 / (우)바늘마취]

마취란 리도카인이라는 마취제가 잇몸 속에 들어가서 잇몸 뿐만 아니라 뼈 안쪽까지 들어가서그 부위 전체를 마취시키는 걸 의미합니다. 주사기를 이용해서 주입하기 때문에, 주사기가 한 번은 잇몸을 뚫고 들어가야 합니다.

마취를 할 때 통증은 크게 두 가지로 나뉩니다.

첫 번째는 바늘이 잇몸을 찌르는 그 순간의 아픔이고, 두 번째는 마취액이 잇몸 속으로 들어갈 때 마취액에 의해 잇몸 조직이 찢어지는 듯한 통증입니다. 첫 번째의 경우, 통증은 표면 마취제를 잇몸에 도포함으로써 해결을 할 수 있습니다. 두 번째의 경우는 여러 가지 방법으로 이런 통증을 줄이려고 노력하고 있습니다.

마취의 통증을 줄이는 여러 방법들

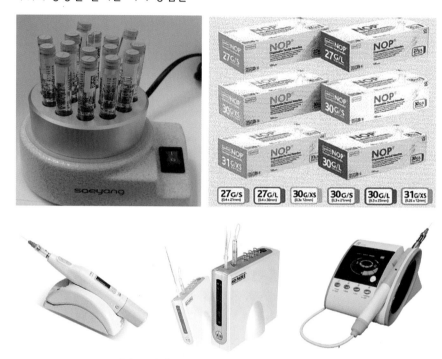

[좌측 상단부터 시계방향으로 사진 1, 2, 3]

(1) 리도카인 마취제의 온도를 우리 몸과 비슷하게 만들기(사진 1)

차가운 마취제가 잇몸 속으로 들어가면 우리 몸은 온도 차이를 통증으로 인지합니다. 그래서 리도카인을 데워서 35~37도 정도로 만들어서 마취를 합니다. 데우는 방법은 따뜻한 물에 넣기도 하지만 물은 오염이 될 가능성이 높기 때문에 건열기구를 이용합니다. 설정 온도로 꾸준히 유지를 할 수 있고, 교차감염의 가능성이 낮기 때문에 주로 이 방법을 이용합니다.

(2) 주사바늘의 두께를 얇게 하기(사진2)

채혈할 때 사용하는 주사바늘로 잇몸에 마취를 한다면 너무 아프겠죠? 두께가 두꺼운 바늘일수록 통증은 더합니다. 시중에 나온 바늘 중 가장 얇은 바늘은 인슐린 주사기와 동일한 31G입니다. 숫자가 낮을수록 바늘이 두꺼워지는데, 저는 30G 또는 31G로만 마취를 하고 있습니다. 확실히 마취 시의 통증이 적습니다.

(3) 마취액을 천천히 주입하기(사진3)

어떤 일이든 급작스럽게 하면 깜짝 놀라게 됩니다. 하지만 시나브로 하면 본인도 잘 인지하지 못하면서 일은 진행이 됩니다. 마취도 마찬가지입니다. 따뜻한 마취액을 아주 가느다란 주사바늘을 이용해서 아주 천천히 주입하면 통증은 거의 제로에 가까워집니다. 마취액을 천천히 주입하기 위한 여러 장비들이 시판되어 있습니다.

이런 장비도 좋지만 직접 손으로 아주 천천히 시간을 두면서 마취를 하는 게 가장 덜 아픈 마취인 것 같습니다.

7. 치과치료 받을 때
나오는 물은 어떤 물일까?

치과 치료는 토목, 건축 공사와 유사하기 때문에 먼지와 열이 발생됩니다. 그래서 물을 필연적으로 사용할 수 밖에 없습니다. 그런데 어떤 물을 사용하는지 알고 계세요?

우선 뜬금없지만 정수기의 발전 역사를 말씀드리겠습니다. 맨 처음 정수기는 정수기 필터만 거쳐서 나오는 보통 온도의 물이었습니다. 그러다가 차갑고 뜨거운 정수물을 이용할 수 있었는데, 정수기 내 플라스틱으로 된 탱크에 저장을 했습니다. 하지만 플라스틱이 더러워질 수 있기 때문에 스테인레스 탱크를 사용하기 시작했습니다.

그러다가 최근엔 탱크에 물이 고여 있는 것 자체가 좋지 않기 때문에 직수타입으로 바뀌었습니다. 그래서 정수기 안의 직수관을 통해 바로 출수가 되어 좋긴 한데, 직수관이 플라스틱이기 때문에 필연적으로 바이오필름이 관 내부에 생깁니다.

그래서 '1년마다 모든 직수관 무료 교체!'라는 광고카피까지 나옵니다. 1년마다 모든 직수관을 교체를 하니 훨씬 깨끗한 수관이 되겠죠? 한 회사에서 이렇게 광고를 하니 다른 회사에서는 저희 회사 정수기 수관은 스테인레스로 만들어져서 번거로운 교체를 하지 않아도 된다고 광고를 하기 시작했습니다.

길게 설명했지만 결국 물이 흘러가는 수관 내에는 필연적으로 뭔가가 끼는데, 바로 바이오필름이라는 것입니다. 하지만 옛날 방식의 수도관에서 녹이 나오는 것을 제외하고는 수도관의 경우 집에서 사용할 때까지 바이오필름의 생성이 현저히 낮습니다. 왜냐하면 물 속의 세균 번식을 막기 위해 수자원공사에서 염소 농도를 유지시켜주기 때문입니다.

하지만 정수기를 거치면 염소가 모두 제거되고 말 그대로 순수한 물이 되어 먹기엔 좋지만, 세균이 번식하기엔 너무 좋은 환경이 되어버립니다.

몇 해 전(2014년) JTBC 탐사플러스에서 이와 관련된 뉴스와 기사가 나온 적이 있었는데, 요약하면 다음과 같습니다. 먹을 수 있는 물은 ml당 세균 군락수가 100개를 넘으면 안 되는데, 치과에서 사용하는 물 특히 치과용 핸드피스를 통해 나온 물을 조사해봤더니, 10군데 중 1군데를 제외하고 9군데 치과의 물에서 세균이 많이 나왔다는 것입니다.

치과에서 사용하는 물은 수돗물인데, 이를 정수한 뒤 10m가 넘는 수관을 거쳐 치과기구를 통해 바깥으로 나오기 때문에, 수관 내부에서 자연히 세균이 자랄 수밖에 없고, 수관 청소를 정기적으로 하더라도 쉽게 세균이 생긴다는 것입니다. 또한 치과용 핸드피스가 작동하다가 멈추면 순간 역류가 되는데, 이때 입 안 세균이 핸드피스로 따라 들어가 역으로 수관을 오염시킬 수도 있고, 결국 치과에서 교차감염 우려가 크다는 것입니다.

하지만 현재 우리나라에 치과진료를 할 때 사용하는 물에 대한 기준은 없습니다.

국가별	진료수 기준	먹는 물 기준	비고
한국		100 cfu/mL 이하	환경부
유럽		100 cfu/mL 이하	질병관리본부
일본		100 cfu/mL 이하	후생성
미국	200 cfu/mL 이하	500 cfu/mL 이하	질병관리본부(CDC)

미국질병관리본부에서는 200 cfu/ml이하로 기준을 정했지만, 한국, 유럽, 일본은 아직 기준이 정해져있지 않습니다.

그렇더라도 치과에서 사용하는 물은 환자 뿐만 아니라 치과 내부에서 일하는 스탭들에게 직접적인 영향을 끼치기 때문에 깨끗하게 관리가 되어야 합니다. 치과 기구 내부엔 수많은 수관이 있기 때문에 지속적 관리가 되어야 하고, 수관 내 물 속에서 세균이 쉽게 번식되지 않도록 차아염소산(HOCL)을 유지시키면 됩니다.

HOCL은 백혈구가 우리 몸에 침투한 균과 바이러스를 살균할 때 나오는 물질인데, 이 물질이 들어가있는 물을 진료수로 사용하면 깨끗한 환경의 치과 치료가 가능합니다.

8. 임플란트 수술할 때
사용하는 물은 어떤 물일까?

임플란트의 수술 순서를 단순화하면 아래와 같습니다.

1. 마취

2. 잇몸 절개 또는 비절개

3. 임플란트 드릴로 치조골 구멍내기

4. 임플란트 픽스쳐 식립, 치조골 이식

5. cover screw 또는 healing abutment 연결

6. 이 상태로 마무리 또는 잇몸 꿰매기

임플란트 수술할 때 열이 나는 부분은 3번(드릴로 치조골 구멍내기)입니다.

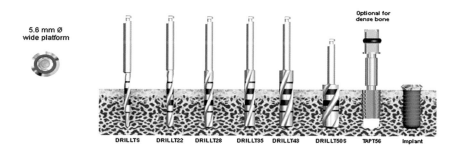

뼈에 큰 원기둥 모양의 임플란트 픽스쳐를 식립하기 위해서는 순차적으로 뼈를 깎아내야 하기 때문입니다. 이 과정에서 열이 발생되는데 이 열을 식히기 위해서 물을 사용합니다. 이 물은 치조골에 닿기 때문에 생리식염수를 사용합니다. 또한 열을 식히는 역할을 잘하기 위해서 냉장고에서 막 꺼낸 시원한 생리식염수를 사용합니다.

사용하기 직전 봉투를 뜯어서 임플란트 엔진에 연결을 해서 사용합니다.

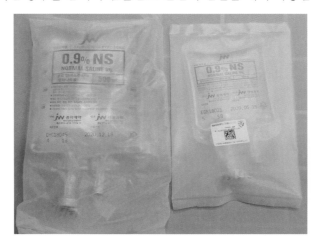

　임플란트를 1개 또는 2개를 식립할 때는 오른쪽의 100ml 짜리를 사용하고, 3개 이상 여러 개를 식립할 때는 왼쪽의 500ml 짜리를 사용합니다. 그리고 이렇게 사용하고 난 뒤 생리식염수가 남을 수 있는데, 폐기를 합니다. 남은 생리식염수를 활용하는 여러 방법이 있지만, 폐기하는 게 맞습니다.

　생리식염수 가격은 얼마일까요? 1,100 ~ 1,500원입니다.

9. 치과에서 사용하는 바람은 어디에서 만들어질까?

치과에 가서 검진을 받을 때 치과의사는 한 손엔 미러, 다른 한 손엔 3-way syringe를 잡습니다. 미러로는 볼을 젖히고, 3-way syringe로는 검진할 치아에 바람을 붑니다. 이때 나오는 바람은 어디에서 만들어지는 것일까요?

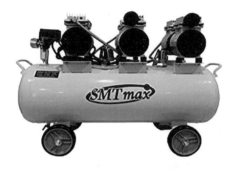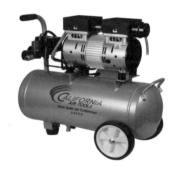

치과 내 기계실에 치과용 컴프레셔가 있습니다. 주변 공기를 압축해서 이 공기를 치과 내 체어로 분배를 해줍니다. 압축공기가 3-way syringe로 나오거나 치과용 핸드피스를 작동시키게 합니다.

그래서 치과 치료시에 압축공기가 없으면 진료가 멈출 수 밖에 없습니다. 그래서 더더욱 압축공기의 청결함이 중요합니다.

그런데 2017년 말 어느 환경연구원에서 일반 치과용 컴프레셔 배출물을 조사한 결과 일반세균은 기준치의 30배, 납은 5배, 동은 4배, 암모니아성질소는 11배 이상 검출되었다고 발표했습니다.

사랑니가 누워 있을 때, 잇몸을 절개하고 치아의 머리 부분을 치과용 버로 잘라
냅니다. 이때 사용되는 게 압축공기입니다. 이 공기는 계속해서 사랑니 쪽으로 나
오게 되는데, 이 공기가 깨끗하지 않다면 뼈에 바로 닿게 되는 것입니다.

또한 충치를 제거할 때 치과용 버를 이용하는데, 이때에도 압축공기가 계속해서
입 안으로 들어갑니다.

이전 장에서 언급한 치과용 진료수와 더불어 치과에서 사용하는 압축 공기 역시
깨끗하게 관리가 되어야 합니다.

우선 컴프레서 주변이 더러우면 안 되겠죠? 또한 공기가 압축이 되면 물이 생기
기 때문에 세균이 증식할 수 있습니다. 그래서 컴프레서를 통해 나가는 압축공기를
정화하는 것도 필요합니다.

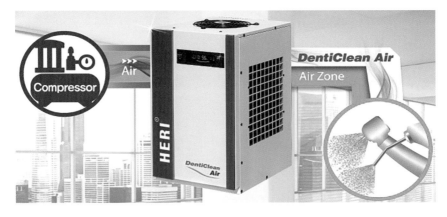

진료수와 공기의 관리가 치과 치료의 시작입니다.

10. 침을 빨아들이는 건 어디에서?

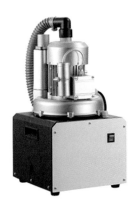

치과 치료를 받다보면 치과 기기에서 물이 나오기도 하고, 침이 고이기도 하기 때문에 석션을 합니다. 어떤 기계로 음압을 형성하면서 빨아들이는 것입니다. 상식적으로 한 곳에서는 빨아들이기 때문에 다른 곳으로는 이 공기가 나갈 수 밖에 없습니다. 나가는 공기가 깨끗하지는 않겠죠?

위의 석션기계가 빨아들인 침과 물, 피, 공기 중 공기는 관을 통해 외부로 나가고, 침과 물, 피 등은 하수구로 흘려보냅니다. 그래서 치과 내 석션기계는 압축공기를 만드는 컴프레서와 같은 공간에 있으면 안 됩니다.

어느 공간이나 기계실은 있지만, 치과의 경우 우리들 입 안에 들어가는 것들이 만들어지고, 제거되는 곳이기 때문에, 기계실이 두 개로 분리되어야 합니다.

깨끗한 공기가 압축될 수 있는 컴프레서 공간 따로, 입 안에 고여있는 물, 침, 피 등을 빨아들일 수 있는 석션 기계 공간 따로 있어야 합니다.

11. 임플란트 수술실에 수납장이 많은 이유는?

　치료를 받기 위해 치료실을 들어가면 치과 체어가 여러 대 있습니다. 그리고 이 중 한 체어에서 치료를 받습니다. 하지만 임플란트 시술을 받으러 갈 땐 치과 내부에서 정해진 한 곳으로 들어갑니다.

　치과마다 임플란트 시술을 하기 위한 공간이 있고, 이 내부에 설치되어 있는 장비들은 각각 다를 수는 있지만, 한 가지 공통점이 있습니다. 바로 투명수납정리함입니다.

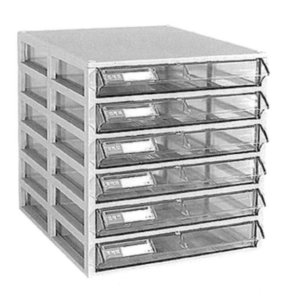

　이런 투명수납정리함이 적어도 3개, 많으면 7개가 넘게 있기도 합니다. 왜 이렇게 정리함이 많은 것일까요?

정답은 아래 파노라마 사진에 나와 있습니다.

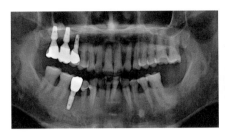 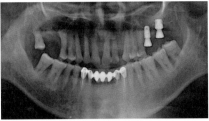

사람마다 얼굴 생김새, 뼈의 단단함, 모양, 굵기 등이 다르듯이 임플란트가 위치해야 할 치조골의 높이와 폭이 동일하지 않습니다. 어떤 경우에는 뼈가 너무 단단해서 갈아내기 힘들 때도 있지만, 또 다른 경우에는 뼈가 너무 물러서 임플란트 픽스쳐가 꽉 조여지지 않는 경우도 있습니다. 이럴 땐 좀 더 굵은 임플란트 픽스쳐로 바꿔 심어야 합니다.

임플란트 시술을 할 때 여러 가지 변수가 있기 때문에 위의 파노라마 사진에서 임플란트 길이와 모양, 두께가 제각각인 것입니다.

임플란트 회사에서 공급하는 사이즈는 굉장히 다양합니다.

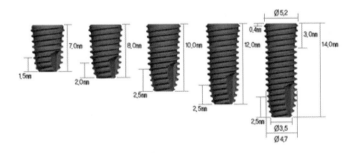

직경이 5.2mm의 경우가 길이에 따라 5 종류로 나뉘는데, 직경이 3.0mm, 3.5mm, 4.0mm. 4.5mm도 있기 때문에 경우의 수는 25 종류로 늘어납니다. 직경이 이보다 더 큰 것도 존재합니다. 또한 보철을 하기 위한 어버트먼트(기둥) 또한 사이즈가 다양합니다. 사람마다 잇몸의 두께가 다르고, 빠진 치아와 대합되는 치아까지의 거리가 다르기 때문입니다.

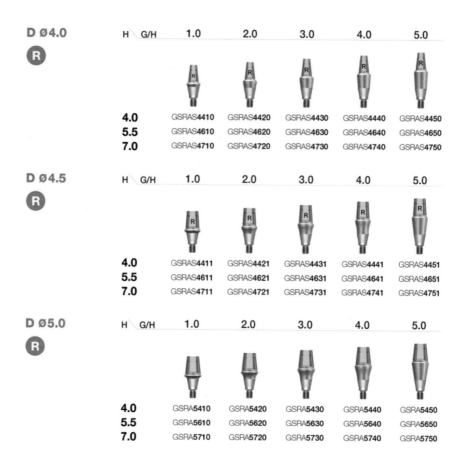

D Ø4.0 R	H \ G/H	1.0	2.0	3.0	4.0	5.0
	4.0	GSRAS4410	GSRAS4420	GSRAS4430	GSRAS4440	GSRAS4450
	5.5	GSRAS4610	GSRAS4620	GSRAS4630	GSRAS4640	GSRAS4650
	7.0	GSRAS4710	GSRAS4720	GSRAS4730	GSRAS4740	GSRAS4750
D Ø4.5 R	H \ G/H	1.0	2.0	3.0	4.0	5.0
	4.0	GSRAS4411	GSRAS4421	GSRAS4431	GSRAS4441	GSRAS4451
	5.5	GSRAS4611	GSRAS4621	GSRAS4631	GSRAS4641	GSRAS4651
	7.0	GSRAS4711	GSRAS4721	GSRAS4731	GSRAS4741	GSRAS4751
D Ø5.0 R	H \ G/H	1.0	2.0	3.0	4.0	5.0
	4.0	GSRA5410	GSRA5420	GSRA5430	GSRA5440	GSRA5450
	5.5	GSRA5610	GSRA5620	GSRA5630	GSRA5640	GSRA5650
	7.0	GSRA5710	GSRA5720	GSRA5730	GSRA5740	GSRA5750

위의 경우는 임플란트 타입 중 internal type에 국한된 것인데, 다른 타입인 external과 tissue level 까지 혼용해서 사용한다면 구비해야 할 가짓수는 급격히 늘어날 수 밖에 없습니다.

또한 한 회사의 제품만 사용하지 않고, 2개, 3개 회사의 제품을 사용하게 된다면 치과에 구비해야 할 종류가 굉장히 많아지기 때문에 임플란트 시술을 하는 공간엔 투명수납정리함이 많은 것입니다.

치아 읽어주는 남자 1

초　판 1쇄 발행 2019년 9월 1일
지은이 정길용
펴낸이 반송림
펴낸곳 도서출판 지혜
편집디자인 반송림
주　　소 34624 대전광역시 동구 태전로 57. 2층 (삼성동, 도서출판 지혜)
전　　화 042-625-1140
팩　　스 042-627-1140
전자우편 ejisarang@hanmail.net
애지카페 cafe.daum.net/ejiliterature

ISBN : 979-11-5728-366-8 04510
ISBN : 979-11-5728-365-1 04510 (세트)
값 15,000원